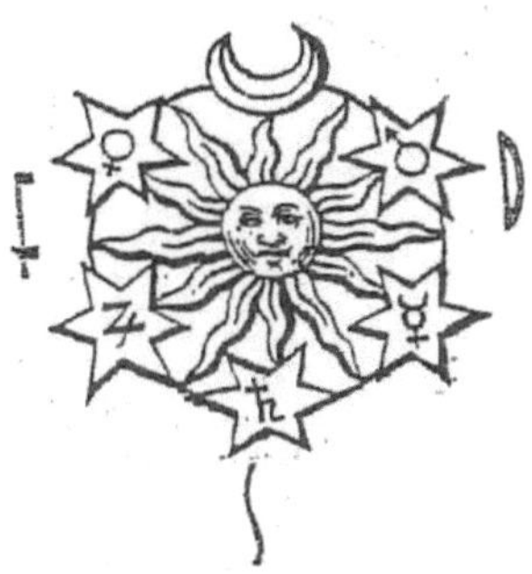

Edition Aesculap

Verlag Frank-Daniel Schulten

Graf Stefan Colonna Walewski/
Daniel Hornfisher

RÄY
RUSSISCH-ÄGYPTISCHES YOGA

Gesundheit, Verjüngung, Wunscherfüllung und Erleuchtung mit den geheimen Kaukasischen Meister-Übungen

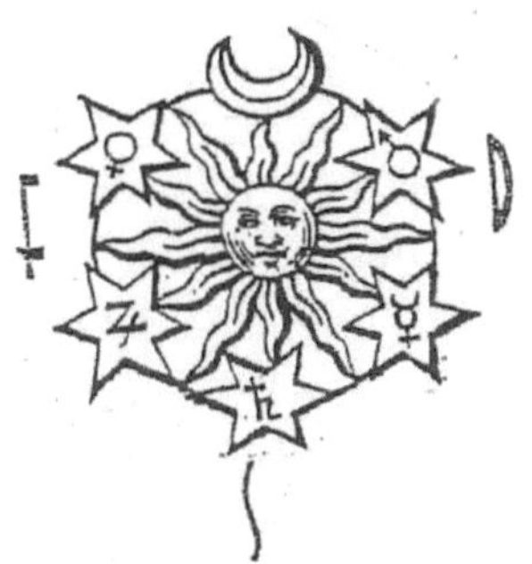

Edition Aesculap
Verlag Frank-Daniel Schulten

Die Originalausgabe erschien 1955 im Verlag *Falcon's Wing Press,* Indian Hills, Colorado, unter dem Titel: „*A System of Caucasian Yoga. As Orally Received by Count Stefan Colonna Walewski*" als Faksimile der Originalhandschrift.

Übersetzung aus dem Englischen:
Peter Bachmann und Daniel Hornfisher.

Lektorat, vollständige Überarbeitung des Ursprungstextes, Ergänzungen und Zusatzkapitel: Daniel Hornfisher.

1. Auflage, März 2018.

www.fulcanelli.de.
Druck: BoD GmbH, Norderstedt.

Umschlaggestaltung: Grete C. Söcker, Emden.
Coverphoto: Fotolia.
Abb. S. 115: Fotolia. Abb. S. 64: Sabine Hilbrandt.
Abb S. 81, 83, 89 und 90: Sammlung Daniel Hornfisher.
Alle anderen Abbildungen: Graf Stefan Colonna Walewski.

Printed in Germany.
ISBN 10: 3-932961-64-1.
ISBN 13: 978-3-932961-64-9.

INHALTSVERZEICHNIS

ERSTER TEIL:

Die sieben Meister-Arkanen oder: Die sieben Großen Mysterien

ZWEITER TEIL:

Die sechzehn Kleinen und Großen Arkana, die verschiedenen Zwecken dienen und die dem eigentlichen Meister-System nachgeordnet sind

Anhänge:
Schamanistische Techniken

Anhang 1:

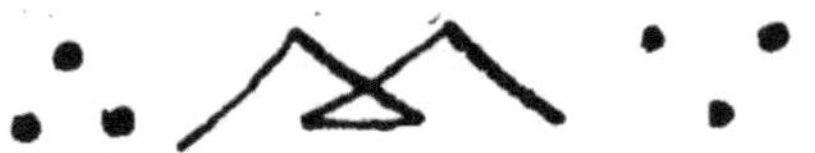

Wichtiger Hinweis:

Das vorliegende Buch wurde sorgfältig erarbeitet. Dennoch erfolgen alle Angaben ohne Gewähr. Autoren und Verlag bzw. dessen Beauftragte können für eventuelle Personen-, Sach-, Gesundheits- oder Vermögensschäden keine Haftung übernehmen. Dieses Buch soll den direkten Unterricht durch einen autorisierten Lehrer des Russisch-Ägyptischen Yogas (RÄY) ergänzen und als zusätzlicher Ratgeber für dieses Training dienen. Wer diese Techniken auf der Grundlage dieses Buchs lernen und anwenden möchte, tut dies gänzlich auf eigene Verantwortung. Wer diese Techniken lernen und üben will, dem wird geraten, das unter Anleitung eines autorisierten und erfahrenen Lehrers zu tun. Dieser sollte das Emblem des Russisch-Ägyptischen Yogas (RÄY) tragen, um nachzuweisen, dass er zu gründlicher Unterweisung, Analyse und Methodik fähig ist. Es liegt nicht in der Absicht des Autors oder des Verlags, dass die hier dargestellten Techniken und Methoden als Ersatz für eine ärztliche Behandlung oder medizinische Verfahren benutzt werden. Sie sind keine Form medizinischer Diagnose oder Therapie. Auch wer an Beschwerden leidet, die auf mentale oder emotionale Störungen zurückzuführen sind, sollte einen geeigneten Arzt, Heilpraktiker oder Therapeuten konsultieren, der diese Probleme und Beschwerden zu beheben hilft, bevor er mit dem Training des Russisch-Ägyptischen Yogas (RÄY) beginnt. Wenn die Symptome bestehen bleiben, sollte man sich medizinisch untersuchen und behandeln lassen. Wer diese Techniken für sich selbst ausführt, insbesondere, wenn er sich nicht genau an die Anweisungen, Erläuterungen und Warnungen des Autors hält, tut dies ausschließlich auf eigenes Risiko. Weder der Autor noch der Verlag sind für die Folgen, die aus der praktischen Anwendung oder dem Missbrauch der in diesem Buch enthaltenen Informationen entstehen könnten, verantwortlich und können dafür auch nicht verantwortlich und haftbar gemacht werden.

DER SCHLÜSSEL ZUR MEISTERSCHAFT

„Ich bin auf dieser Erde, um die Welt wieder in Anspruch zu nehmen, um die Wüsten in ein Paradies zu verwandeln, ein Paradies, das so schön ist, dass Gott und seine Verbündeten darin wohnen möchten!“

YAT-HA-AH-HU-VAI-RIO

Vor mehr als zweitausend Jahren wurde prophezeit, dass irgendwann der Tag kommt, an dem selbst die verborgensten Geheimnisse enthüllt werden. Dieses Buch ist dazu ein Schlüssel. Es zeigt nämlich in einfacher, kompakter und wahrhaftiger Weise, wie Sie jedes Problem lösen und meistern können, und es lehrt, wie Sie die Antworten auf alle Fragen erhalten. – Das gilt für alle Lebensbereiche, sowohl auf der körperlichen, der mentalen, der spirituellen und der übersinnlichen Ebene Ihrer Existenz!

Dieses Buch ist somit der Schlüssel zur Beherrschung jeder Situation, denn es offenbart, wie Sie diese drei Grundfähigkeiten bewusst weiterentwickeln:

- die sorgfältige Beobachtung,
- das rechte Urteilsvermögen (das auch die Intuition umfasst) und
- die praktische Anwendung dieser beiden Aspekte.

„Erkenne dich selbst!“ ist daher das Motto dieses Buches. Das bedeutet, dass Sie in die Tiefen Ihres eigenen Wesens eintauchen, um dort zu beobachten, zu lernen und sich durch stetiges Üben weiterzuentwickeln.

Der Indikator Ihres eigenen inneren Wesens ist das bewusste Realisieren jenes Zustands, der sich äußert in den Worten: „Ich!“ – „Ich bin! – Die Seele!“

Seine drei Ausdrucksformen sind:

- „Ich denke!"
- „Ich fühle!"
- „Ich will!"

Der körperliche Ausdruck und Träger für das Denken, das Fühlen und das Wollen ist der Atem. Ein Geschöpf wird in diese Welt hineingeboren, und es hat schon vom Augenblick der Empfängnis den Atem seiner Mutter als grundlegenden Lebensrhythmus übernommen. Dies nennen wir den „Mutter-Atem", und in seinen Schwingungen liegen die Bestimmung und das Schicksal jedes Individuums verborgen.

Wenn Sie Ursachen erzeugen, dann werden die Wirkungen automatisch folgen. Der „Zustand der Meisterschaft" besteht darin, immerwährend voll bewusst in einem positiven, aufnahmebereiten Zustand zu existieren. In ihm gestattet der Meister allen aufbauenden Kräften, durch ihn hindurchzufließen und sich durch ihn auszudrücken. Wenn er diese Energien in die passenden Kanäle lenkt, dann erzeugen sie gute Gedanken, gute Worte und guten Willen.

Es gibt eine Urkraft, die „titanische Kraft", jene verborgene Energie, die den gesamten Raum erfüllt. In diesem System nennen wir sie „Gaya-Lhama" („GA-EL-LHA-MAH" gesprochen). Sie ist überall um uns herum zu finden, und sie sucht stets den *Ein-tritt* in den Menschen, um sich durch ihn *aus-zudrücken.*

Um für den harmonischen Fluss dieser Energie empfänglich zu werden, muss man mit Hilfe bestimmter Übungen und Techniken den sogenannten „Meister-Rhythmus" im gesamten Organismus etablieren. Er steht im vollkommenen Einklang mit der Erde und dem Kosmos und löscht dann alle vorgeburtlichen mütterlichen Eindrücke, welche durch widrige Umgebungen, negative Begleitumstände oder Einflüsse seit dem Augenblick der Empfängnis auf das Kind übertragen wurden.

In diesem Buch über das Erlangen der Meisterschaft ist es daher das einzige und vordringliche Ziel, die Verbindung mit dieser harmonischen Schöpferkraft der Welt herzustellen und sich bewusst mit ihren Kräften zu verbinden. Auf diese Weise folgen wir unserer evolutionären Bestimmung, die auf das unsterbliche Eins-Sein ausgerichtet ist.

Der erste Schritt in diesem gesamten Prozess besteht darin, unsere eigenen Gedanken zu beherrschen und dadurch Kontrolle über unseren Körper zu erlangen.

Meisterschaft heißt daher in diesem Zusammenhang: uns selbst zu bewältigen, uns selbst zu beherrschen, uns selbst zu erkennen und wahrhaft zu verstehen. – Dieser Prozess führt dann zur Herrschaft über uns selbst, zur Überlegenheit über äußere Umstände und schließlich zum vollkommenen Sieg.

Alle diese Eigenschaften gezielt zu fördern, nennt man „das Große Werk". Seine Praxis besteht aus sieben Hauptübungen, den sogenannten großen „Meister-Arkana". Diese Techniken bezeichnet man auch als „den kurzen Weg". Er ist die Quintessenz aller spirituellen Pfade, und durch ihn entwickelt man rasch die bewusste Meisterschaft.

Wie bereits erwähnt, ist der Mensch grundsätzlich in einem Zustand der Sklaverei gefangen, welcher aus Unwissenheit entsteht. Dabei kann seine Unterjochung auf einer oder mehreren Daseinsebenen vorherrschen: nämlich auf der körperlichen, der mentalen, der spirituellen oder der übersinnlichen.

Diese Situation resultiert aus vielen falschen Vorstellungen über unser eigenes Wesen, die wir im Laufe unseres Lebens entwickelt haben. Sie beginnt schon im vorgeburtlichen Zustand, wo sich die Gedanken, die Gefühle und die Entscheidungen der Mutter auf das Ungeborene niederschlagen.

Danach haben der Geburtsmoment und die Umstände der Niederkunft einen direkten Einfluss auf die feinstofflichen Lebensströme und die Energien, die innerhalb des Körpers zirkulieren. Sie sind daher für die Geschichte jedes Individuums von allergrößter Bedeutung.

Die Geburt eines Kindes kann man damit vergleichen, ins Wasser zu greifen, einen Fisch hervorzuziehen und diesen der Luft auszusetzen: Seine Umwelt verändert sich dadurch auf einen Schlag in radikaler Weise! Beim Neugeborenen formen diese allerersten Eindrücke sein zukünftiges Schicksal. Sie schaffen nämlich neue Kanäle für die Energien und Lebensströme, die notwendig sind für die ungewohnte Umgebung, in der sich der Säugling so plötzlich befindet, und sie wirken sich einschneidend auf diesen Prozess aus.[1]

Später folgen dann die Kindheit, die Pubertät und das Heranwachsen, welche jeweils sieben Jahre dauern. In diesen Phasen wird die sich entwickelnde Persönlichkeit ebenfalls immer wieder durch widrige Umstände geformt. Sie wird dadurch in ihrer Entwicklung beeinträch-

---

[1] Nach der Geburt eines Kindes sollte die Nabelschnur übrigens erst dann zertrennt werden, nachdem sie mindestens drei Mal vollständig in sich zusammengefallen ist! Dadurch wird eine allzu abrupte Abkoppelung von den mütterlichen Energieströmen vermieden, was die spätere harmonische Entwicklung extrem fördert. Außerdem sollte die Nabelschnur nicht zu kurz abgetrennt werden, sondern an der Einschnürungsstelle, die sich ungefähr eine Handbreit vom Nabel entfernt von selbst bildet.

tigt, und daraus entstehen fortwährend negative *Ein*-drücke und deswegen auch ungute Arten, sich *aus*-zudrücken.

Die Wege zur Befreiung aus den Ketten der Sklaverei, der Dunkelheit und der Unwissenheit konnten immer nur von Menschen bzw. Seelen beschrieben und weitergereicht werden, welche selbst die Freiheit erlangt hatten. Sie mussten selbst mit dem reinen Licht der Weisheit und der Erkenntnis erfüllt sein. Die wahren Meister haben dies getan, und deswegen nennt man diesen Weg, um die Menschen aus der Sklaverei zu führen, schon seit Ewigkeiten: „das Meister-System".

In all den Äonen der Evolution, der Involution und der Revolutionen haben die Eingeweihten während ihrer zahlreichen Inkarnationen ihre Gedanken, Gefühle und ihren Willen weiterentwickelt. Sie taten dies durch Schmerzen, Leiden und durch harte Arbeit. So entstand ein sehr, sehr reines Menschengeschlecht, jenes der wahren Meister und Erlöser.

Der Mensch ist der Mittelpunkt, in dem sich alle Energien, Mächte und Kräfte dieser Welt kreuzen, und in ihm suchen sie ihren vollkommenen Ausdruck.

Das Meistersystem zeigt uns, dass alles, was existiert, eine Einheit bildet, denn es wurde aus ein und demselben Keim der ursprünglichen Energie erschaffen. Es unterscheidet sich lediglich durch seine unterschiedlichen Schwingungsgrade. Dies bezieht sich auf die wechselnden Frequenzen von positiven und negativen Teilchen der Materie, die ja selbst nichts anderes ist als kondensierte Energie. Sie ist dabei in unterschiedlichen Graden positiv oder negativ geladen, und sie tritt in mannigfachen Abstufungen der Verdichtung in Erscheinung.[2]

---

[2] „Positiv" ist hier definiert als ein Minuspol im Vakuum. „Negativ" bedeutet: einen Pluspol im Vakuum zu neutralisieren, der ursprünglich durch eine Abspaltung

Dieses Eine ist durch seine beiden Pole (positiv und negativ) gleichzeitig Zwei, dabei umfassen sie dieselbe Umgebung und sind deswegen Drei in Einem. Man nennt es das ewige „Dies-Ist". Im Meistersystem hat es den Namen „Gaya-Lhama", wie oben bereits erwähnt.

Der menschliche Organismus nimmt die Gaya-Lhama-Energie folgendermaßen bei der Atmung auf: Die Luft tritt durch die Nase in den Körper ein. Sie wird dann durch die Nasenmuschel in spiralförmige Bewegungen versetzt und dehnt sich in zwei kegelförmige Luftsäulen aus, die schließlich aufeinanderprallen, wenn sie sich berühren.

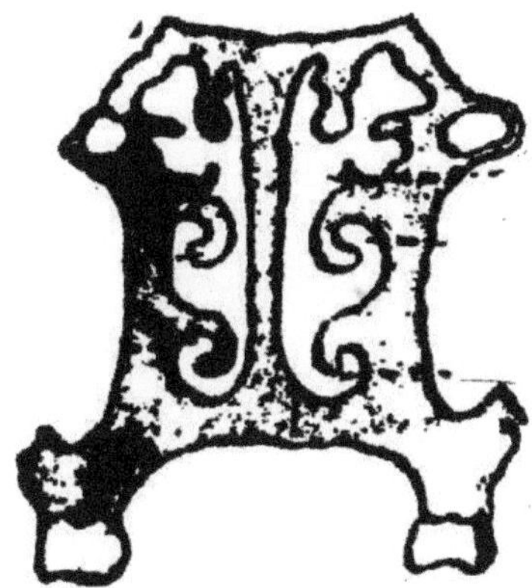

Querschnitt der Nasennebenhöhlen auf der Ebene des zweiten Schneidezahns, von hinten gesehen. Er zeigt die spiralförmigen Strukturen, welche die Atemluft verwirbeln.

Die Atemluft wird dabei erwärmt, und während sie hinter dem weichen Gaumen durch den Rachen strömt, trennt sich das Gaya-Lhama von der Luft, mit der es verbunden war. Es sinkt dann in die Nähe

---

aus dem Neutralen entstanden ist, bei welchem es sich abermals um das Vakuum handelt.

des ersten und des zwölften Hirnnervs herab. Außerdem gelangt es in die Umgebung des verlängerten Rückenmarks (der *Medulla oblongata*) sowie des neunten, zehnten und elften Hirnnervs. Die von der Gaya-Lhama-Energie abgekoppelte Luft wandert dann weiter in die Lungen, und dort versorgt sie das Blut mit Sauerstoff.

Das Gaya-Lhama, jene verborgene Energie, die den gesamten Raum erfüllt, besitzt vier Schwingungszustände, welche mit vier Farben korrespondieren. Wenn man diese Vibrationen durch die Luft aufnimmt, fließen sie in ganz bestimmte Zentren innerhalb des menschlichen Körpers und nähren sie. Dort wird diese Kraft dann immer während des Ausatmens gespeichert.

Diese Schwingungen korrespondieren auch mit den vierfachen menschlichen Wesensbereichen, und sie fördern ihre harmonische Entwicklung. Die Evolution des menschlichen Wesens geschieht nämlich auf vier Ebenen:

1. Körperlich/materiell,
2. Mental (d. h. intellektuell),
3. Spirituell,
4. Übersinnlich.

Die vier Schwingungen der Gaya-Lhama-Energie und die damit einhergehenden Farben und Speicherorte im Körper sind:

Die materielle (körperliche) Energieschwingung:

- Rot (Zinnoberrot).

Die Körperzentren, in denen sie gespeichert wird:

- Unterbauch,
- Hinterkopf.

Die mentale bzw. intellektuelle Energieschwingung:

- Gelb (Chromgelb).

Die Körperzentren, in denen sie gespeichert wird:

- Brustkorb,
- Stirn.

Die spirituelle bzw. dynamische Energieschwingung:

- Blau (Ultramarinblau).

Die Körperzentren, in denen sie gespeichert wird:

- Oberbauch (Solarplexus),
- Schädeldecke.

Die übersinnliche Energieschwingung:

- Weiß (d. h. eine Mischung aus rot, gelb und blau).

Die Körperzentren, in denen sie gespeichert wird:

- Die Beine (Vorder- und Hinterseiten) mitsamt den Füßen, sowie die Arme (Vorder- und Hinterseite) mitsamt den Händen.
- Gesicht.[3]

---

[3] Die Arme mit den Händen werden hier, gemeinsam mit den Beinen und Füßen als *eine einzige* motorische Einheit betrachtet. Diese Gesamtheit in Verbindung mit

In diesem System atmen wir durch den bewussten Gebrauch des Willens und der Imagination die jeweilige Farbschwingung ein, und bei der Ausatmung lädt der Atem dann die beschriebenen Zentren mit der Gaya-Lhama-Energie auf. Wenn dies willentlich und gezielt geschieht, bildet dieser Vorgang die Grundlage der ersten sechs Meister-Arkanen, die in den folgenden Kapiteln beschrieben werden.

Die tiefsten und verborgensten Geheimnisse der Natur warten darauf, von den Meistern beherrscht und zum Nutzen der Welt eingesetzt zu werden.

Die Bücher des *Zend-Avesta*[4] erklären diese Meisterschaft, und sie beantworten das Rätsel der menschlichen Existenz folgendermaßen:

„Warum bin ich hier?" – „Ich bin auf dieser Erde, um die Welt wieder in Anspruch zu nehmen, um die Wüsten in ein Paradies zu verwandeln, ein Paradies, das so schön ist, dass Gott und seine Verbündeten darin wohnen möchten!"

Dies ist das wahre Lebensziel. Eine Seele, die sich dieser Wahrheit bewusst verschreibt und sie realisiert, befindet sich auf dem Pfad zum Meister und Erlöser.

Analog zum Meister-Denken (bzw. zum Denken, das alles bemeistert), zum Meister-Wort und zur Meister-Tat sind gute Gedanken, gu-

---

dem Gesicht ergibt daher in dieser Zählung wiederum zwei Körperzentren als Speicherorte für diese Energieschwingung. Bei bestimmten Techniken ist die Farbe der übersinnlichen Energieform im Übrigen Schwarz anstatt Weiß.

[4] Dies sind heilige Bücher der alt-persischen Religion des Zoroastrismus.

te Worte und gute Taten direkter Ausdruck des ursprünglichen Lichtes[5].

Analog zum Sklavendenken, zu Sklavenworten und zu Sklaventaten sind schlechte Gedanken, schlechte Worte und böse Taten ein Ausdruck der negativen Urkräfte.[6]

Die Lehre des Meistersystems lässt sich so zusammenfassen: Durch bewusste Atemkontrolle und das Erlernen des „Meister-Atemrhythmus" mit Hilfe bestimmter Übungen (die Arkana genannt werden) verwandeln wir unsere versklavten Ein- und Ausdrücke (d. h. unsere Wahrnehmungen und Handlungen) in wahre Meisterschaft.

Wir wollen nun Mystizismus, Okkultismus und Magie definieren:

Mystizismus bedeutet: die achtsame Beobachtung und Wahrnehmung mit Hilfe hoch-sensitiver Wahrnehmungskanäle zu erlangen.

Okkultismus bedeutet: das rechte Verständnis (dieser Wahrnehmungen) durch die Anwendung des bewussten Urteilsvermögens der Seele zu erlangen.

Magie ist schließlich die praktische Anwendung dieser beiden Aspekte: sowohl der hypersensitiven Wahrnehmung als auch des rechten Verständnisses. Mit ihrer Hilfe erreicht man, dass Gegenstände erscheinen, verschwinden oder sich verwandeln. Sie umfasst also: die Schöpfung, die Zerstörung und die Transmutation.

---

[5] Im *Zend-Avesta* heißt die positive schöpferische Kraft „*Ahura Mazda*" (der gute Gedanke/das gute Gemüt).

[6] Im *Zend-Avesta* heißt die dunkle, zerstörerische Kraft „*Angra Mainyu*" (der schlechte Gedanke/das zornige Gemüt).

Seien Sie daher stets bewusst und positiv! Bestätigen Sie sich in Ihrem wahren Ich! Widersagen Sie den Fesseln der Sklaverei, und beanspruchen Sie die Meisterschaft!

Eine wichtige Grundlage des Meistersystems besteht darin, dass Sie stets aufrecht stehen, mit einer geraden Wirbelsäule, besonders, wenn Sie mit anderen Menschen zusammen sind. Ihre Schultern sind dabei locker und fallen nach hinten, ohne hochgezogen zu sein. Ihre Brust ist offen und nicht zusammengesackt. Das Kinn ist leicht in Richtung des Brustkorbs angezogen, und Ihr Blick ist ruhig nach vorne gerichtet.

Der rechte Fuß steht vorne und formt einen leichten V-förmigen Winkel zum linken. Darüber hinaus sollten Sie sich bemühen, die Meisteratmung, die wir später schildern werden, möglichst oft auch im Alltag durchzuführen.

Wenn Sie sitzen, dann setzen Sie sich ebenfalls aufrecht hin. Ihre Wirbelsäule ist dabei gerade, aber locker, und Ihr Blick ist gleichermaßen direkt nach vorne gerichtet, das Kinn leicht angezogen. Ihre Füße und Beine sind entspannt, die Beine und Schenkel formen den Buchstaben „V", während Sie dabei möglichst oft die Meisteratmung durchführen.

Wir Menschen sind geheimnisreiche Spiegel. Wenn wir vollkommen rein und klar sind, dann reflektieren wir die Welt und die Ursachen und Wirkungen darin. Erschaffen wir dann in unserem Inneren eine Ursache, wird daraufhin zwangsläufig eine Wirkung im Außen erfolgen. Durch den Spiegel unserer Seele wird diese Wirkung nämlich in die Außenwelt reflektiert, und sie wird sich dort manifestieren.[7] Spüren Sie daher immer den Ursachen nach. Verändern Sie diese, und die Wirkungen werden automatisch folgen.

Im Zustand der Meisterschaft sind Sie jederzeit achtsam und bewusst. Sie befinden sich dann permanent in einer positiven, aufnahmebereiten Grundhaltung und sind offen für alle guten und positiven Kräfte, welche durch Sie hindurchfließen. Ebenso zugänglich sind Sie dann auch dafür, diese Energien in die richtigen Kanäle weiterzuleiten: also in gute Gedanken, gute Worte und gute Taten.

Diese positiven Urgewalten sind allenthalben, und sie umgeben uns jederzeit. Sie sind die Manifestationen Gottes, und sie suchen permanent einen Weg in unser Sein, um sich durch uns auszudrücken.

Diesen Energien gegenüber empfänglich zu werden, erreichen wir, indem wir in uns selbst den „Meister-Rhythmus" errichten, während wir uns zugleich von jenen Eindrücken trennen, denen unsere Mütter zum Zeitpunkt unserer Empfängnis sowie der Schwangerschaft ausgesetzt waren – bis wir uns schließlich von allen widrigen Umständen, Zufällen und Einflüssen befreien.

In den alten Mysterienschulen erlernte man den Meister-Rhythmus und den Meisteratem durch die großen Einweihungen der vier Elemente.

Die erste Einweihung fand durch das Element Wasser statt. Das Eintauchen in eiskaltes Wasser und der dadurch hervorgerufene Reiz auf die Schilddrüse erzeugten einen innerlichen Krampf, der, wenn

---

[7] Dieses Spiegelbild ist dann polarisiert, also geordnet. Bevor seine Strahlen die Oberfläche des Spiegels erreichen, in welchem sie sich reflektieren, befinden sie sich noch in einem Zustand der Unordnung.

alles richtig ausgeführt wurde, im Körper automatisch den Meister-Rhythmus weckte. Dies war die Initiation von Moses und Christus, und sie wird bis heute in der christlichen Kirche durchgeführt.

Die zweite Einweihung wurde durch das Element Feuer hervorgerufen. Der Neophyt (Einzuweihende) musste dabei entweder zwischen zwei brennenden Feuern oder über eine Glut laufen. Er hielt dadurch automatisch den Atem an, um sich vor dem Rauch zu schützen, was eine Umstellung seines Atemrhythmus erzeugte. Dies war die Einweihung der babylonischen und der drawidischen[8] Mysterienschulen.

Die dritte Einweihung geschah durch das Luft-Element. Bei ihrer Durchführung fiel der Kandidat aus einer Höhe so herab, dass er sich nicht verletzen konnte. Der Schock, den der Fall erzeugte, wirkte sich direkt auf den Solarplexus aus, und damit auf die Atmung, so dass diese in einen anderen Rhythmus überging. Dieser Vorgang war die Einweihung der ägyptischen Mysterien sowie jene von Christus, als Satan ihn auf dem Berg in Versuchung führte.

Die vierte Einweihung geschah durch das Element Erde. Hierbei wurde der Körper des Neophyten für einen gewissen Zeitraum lebendig begraben. So musste er dann der Stille in den Tiefen der Erde oder in unterirdischen Höhlen lauschen, bis er irgendwann den heiligen Rhythmus des Herzschlags von Mutter Erde vernahm, der im Einklang mit dem Universum pulsiert. Das geheime Herz der Erde zieht sich sieben Sekunden lang zusammen. Es hält dann eine Sekunde inne und dehnt sich anschließend sieben Sekunden lang wieder aus. Dann pausiert es wiederum eine Sekunde lang. – Dies ist der heilige Meister-Rhythmus!

---

[8] Einwohner Südindiens und Sri Lankas, welche die drawidische Sprache sprechen.

Diese vier Initiationen waren die großen klassischen Einweihungen in die Mysterien. Das Meistersystem besitzt aber schon seit jeher die vereinfachten, auf ihren Kern reduzierten und trotzdem hochwirksamen Techniken, um die Lehren und die Arkana der Meisterschaft weiterzureichen. Dies geschah jedoch immer nur gegenüber hinreichend entwickelten und bereiten Individuen bzw. Seelen, die sich diesem Wissen gegenüber auch als würdig erwiesen. Nur jene, die tatsächlich bereit sind, vernehmen den Ruf! Für alle anderen ist der Augenblick noch nicht gekommen. Dennoch wird es eines Tages soweit sein!

Das Meistersystem ist in der Lage, jedes Problem zu lösen. In allen Lebensbereichen kann es Antworten auf jede Frage geben, und es befähigt den Übenden, jederzeit und in jeder Situation (sowohl auf der physischen, der mentalen und spirituellen Ebene) allen Herausforderungen zu begegnen.

Es löst all jene Versprechen tatsächlich ein, von denen andere spirituelle Systeme nur behaupten, dass sie sie vollbringen. Oft sind das übrigens solche Lehren, die sich teilweise beim Meistersystem bedient haben.

Wenn wir das Meistersystem aber in seinem ganzen Umfang verstehen und anwenden, ist es allen anderen Methoden überlegen. Dann zeigt sich, dass alle anderen Wege seit unendlichen Zeiten niemals die Effizienz dieser Lehren erreicht haben.

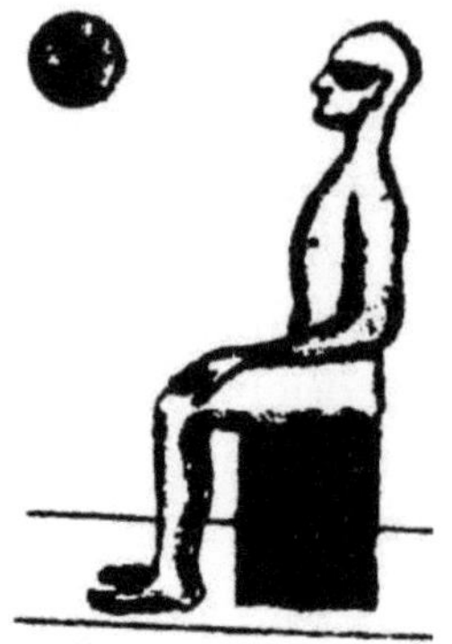

Die Sitzstellung der Meisterübungen: Man ist dabei in einer positiven Geisteshaltung, entspannt und aufnahmebereit. Das Bewusstseinist für die achtsame Beobachtung und das rechte Verständnis geöffnet. Ebenso ist man der Lage, aktiv und gezielt Ein- oder Ausdrücke auszusenden.

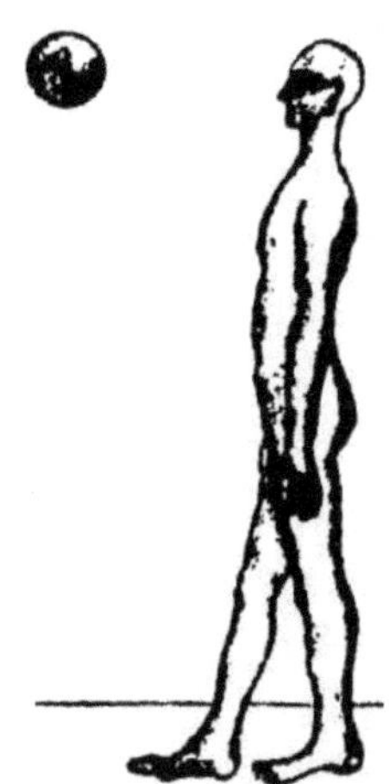

Die Position bei Meisterübungen im Stehen: aufrechter, gerader Stand in einer entspannten Haltung, dabei positiv empfangsbereit. Der rechte Fuß steht vorne. Er spiegelt den positiven elektrischen Sonnenstrom wider, der in Ägypten RA genannt wurde. Wenn hingegen der linke Fuß nach vorne weist, zieht man die negativ geladenen magnetischen Mondenergien an, die im alten Ägypten MA genannt wurden.

ERSTER TEIL:

DIE SIEBEN MEISTER-ARKANEN
ODER:
DIE SIEBEN GROßEN MYSTERIEN

Allgemeine Grundlagen

Die drei Atemzustände

Atem ist Leben. Wenn er durch die Nase fließt, nimmt er drei verschiedene Formen an: Strömt er durchs rechte Nasenloch, dann handelt es sich dabei um den warmen, schöpferischen Atem. Er ist Träger der positiv geladenen elektrischen Energie und nährt das vasomotorische System des Körpers, welches die Bewegungen der Blutgefäße reguliert. In Indien wird er „Pingala" genannt. Dies ist der aktive, aufbauende „Sonnen-Atem", der Atem des Kämpfers, der bereit zum Streit ist.

Strömt der Atem aber durchs linke Nasenloch, dann ist er Träger der negativ geladenen magnetischen Energie. Sie ist das regulierende, bewahrende und mütterliche Prinzip. Diese Energie nährt das sympathische Nervensystem, welches die Organe steuert und wird von den Indern „Ida" genannt. Dies ist der kühle, passive „Mond-Atem". Es ist der Atem des Weisen, der bereit ist, Erkenntnis zu empfangen.

Strömt der Atem gleichmäßig durch beide Nasenlöcher, dann wirkt er ausgleichend. Er ist dann neutral, ist weder auf- noch abbauend. Im indischen Yoga wird er „Sushumna-Atem" genannt.

Normalerweise wechselt der Atem ungefähr jede Stunde zwischen dem Sonnen-Atem, dem Neutralen Atem und dem Mond-Atem. Mit Hilfe von zwei Körperhaltungen können Sie den Sonnen- oder Mond-Atem aber innerhalb von drei Minuten nach Wunsch erzeugen.

Das ist sehr wichtig, denn auf diese Weise lernen Sie, einen absolut grundlegenden Körpervorgang, aus dem viele andere Folgeprozesse hervorgehen, zu beherrschen. Insbesondere Ihre Stimmungen hängen nämlich stark von Ihrer Atmung ab. Wenn Sie es schaffen, Ihre Grundstimmung mit Hilfe des Sonnen- oder des Mond- Atems gezielt zu ändern, dann beherrschen Sie Ihre Emotionen immer mehr, und Sie werden täglich unabhängiger von zufälligen Anwandlungen.

Grundsätzlich gilt:

- Alle aktiven Prozesse gelingen am besten in einer Phase des Sonnen-Atems.
- Alle Tätigkeiten passiver Natur glücken am besten während der Mond-Atmung. Wachen Sie beispielsweise mitten in der Nacht auf und können nicht wieder einschlafen, dann befinden Sie sich mit Sicherheit in einer Phase der Sonnen-Atmung.

Ein Ziel des Russisch-Ägyptischen Yogas besteht darin, dass wir lernen, unsere eigenen elektrischen und magnetischen Körperenergien in Harmonie zu bringen mit denen der Erde und des Universums. Dazu müssen wir aber erst einmal in der Lage sein, diese Kräfte innerhalb unseres Körpers auszugleichen, damit hier kein Ungleichgewicht herrscht.

- Die elektrischen Körperenergien sorgen dafür, dass unsere Lebensprozesse sich nach außen richten können, z. B. durch jede Form von Bewegung. Diese Kräfte werden in erster Linie in den Nervenknoten des Körpers (Ganglien) und in der Milz gespeichert.
- Die magnetischen Körperenergien sind dafür verantwortlich, dass unsere Lebensprozesse nach innen zusammengehalten werden und sich nicht ungeordnet verteilen. Diese Kräfte haben ihren Mittelpunkt im Herzen.

Wenn wir beispielsweise unter einer Schwächung unserer elektrischen Körperenergien leiden, dann wird dadurch die Tätigkeit unserer Muskulatur ins Ungleichgewicht geraten. Der Körper versucht dann automatisch, sich zu helfen, indem er seine magnetischen Speicher anzapft. Auf Dauer kann dieser Zustand zu schweren Krankheiten führen. Dasselbe gilt selbstverständlich auch umgekehrt bei einer Schwächung der magnetischen Körperenergien, die unser inneres Gleichgewicht ebenfalls in Unordnung bringen kann.

- Ein Überschuss an elektrischen Körperenergien kann sich in Zorn, Aufbrausen und hektischer Aktivität äußern. Insbesondere Herz-Kreislauf-Erkrankungen können die Folge sein.
- Ein Zuviel an magnetischen Körperenergien führt zu allgemeiner Schwäche, Unentschlossenheit, Gleichgültigkeit und Nachlässigkeit. Krankheiten wie Blutarmut, häufige Infektionskrankheiten usw. können daraus entstehen.

Eiskaltes Wasser können Sie zur Stärkung magnetischer Körperimpulse verwenden, heißes Wasser für die Belebung elektrischer Ladungen. Das Waten in Bächen, Seen, im Meer, in taubenetztem Gras, ja sogar in der kalten Badewanne weckt die magnetischen Energien. Das Barfusslaufen auf staubigen Wegen, auf Sand oder auf der Erde, erzeugt dagegen elektrische.

Viele Übungen dieses Buchs können Sie übrigens auf diese Weise variieren, indem Sie sie z. B. in Verbindung mit kaltem Wasser oder barfuss auf der Erde durchführen, immer wenn Sie merken, dass Sie entweder Ihre elektrischen oder magnetischen Körperenergien stärken müssen.

Um nun gezielt die Sonnen- oder Mond-Atmung zu erreichen, führen Sie die folgende Übung durch:

Für den Sonnen-Atem: Legen Sie sich auf Ihre linke Körperseite, und lassen Sie den Kopf auf der linken Hand ruhen. Der Daumen sollte dabei die Höhlung unterhalb des Ohrs berühren, der Rest der Finger liegt auf der Stirn. Der rechte Arm ist in einem rechten Winkel gebeugt, und die Hand ruht auf der Erde, wobei die Daumenspitze den Boden berührt. (Dies nennt man „die assyrische Haltung".) Die Ferse des rechten Fußes liegt auf dem Knie.

Das Gelenk des linken Beins wird dabei gerade gehalten. Durch das Einnehmen dieser Körperstellung erzeugen Sie den Sonnenatem innerhalb von drei Minuten.

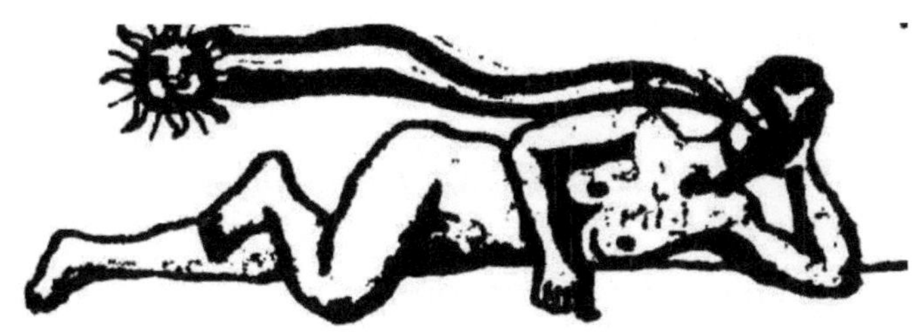

Die Körperhaltug zur Erzeugung der Sonnen- und Mondatmung.

Der Mond-Atem wird grundsätzlich durch dieselbe Position hervorgerufen, nur sind die Körperseiten dabei spiegelbildlich entgegengesetzt.

Es kann bei den folgenden Übungen notwendig sein, dass Sie einen dieser Atemzustände gezielt erzeugen müssen, weil manche der Techniken erfordern, dass Sie sie sowohl mit der Sonnen- als auch mit der Mondatmung durchführen.

Der Meister-Atemrhythmus

Der Meister-Atemrhythmus ist die absolute Grundlage des Meister-Systems. Deswegen bildet er die Basis vieler der folgenden Übungen. Er besteht aus dem folgenden, einfachen Atemzyklus:

- Sieben Sekunden Einatmen.
- Eine Sekunde des Atemanhaltens.
- Sieben Sekunden Ausatmen.
- Eine Sekunde des Atemanhaltens.

Dieser Rhythmus stimmt – wie bereits erwähnt – mit dem Takt des verborgenen Herz-Zentrums von Mutter Erde überein: Jeweils sieben Sekunden Systole und Diastole mit jeweils einer Sekunde Pause dazwischen.

Die grundlegende Blickposition

Die Augen strahlen die sogenannten „N"- oder „Liebesstrahlen" aus und nehmen sie auch in sich auf. Deswegen sind sie die Fenster der Seele. Aus ihnen strömen Liebe, Willenskraft und Gedankenimpulse hervor. Daher ist es wichtig, dass wir lernen, unser Sehen zu kontrollieren, insbesondere wenn wir üben.

Unser Blick ist bei allen Meister-Arkanen immer auf eine bestimmte Art und Weise gerichtet. Wir nennen dies in der Folge „die grundlegende Blickposition":

Wann immer der Meister sich konzentriert oder meditiert, wann immer er Energie sendet oder empfängt, wendet er sich dabei stets in jene Himmelsrichtung, in welcher die Sonne zu diesem Zeitpunkt steht:

- Nach Osten am Morgen,
- nach Süden am Mittag,
- nach Westen bei Sonnenuntergang
- und nach Norden um Mitternacht.[9]

Sie müssen bei der Durchführung aller Meisterübungen immer in die Richtung eines bestimmten Punktes schauen, der sich in Augenhöhe vor Ihnen befindet. Wenn Sie diese Übungen in einem geschlossenen Raum durchführen, sollten Sie Ihren Blick auf auf einen Punkt an der Wand richten, der nicht weiter als zwei Meter entfernt ist. Ein aufgemalter schwarzer Punkt von der Größe einer Ein-Cent-Münze auf weißem Hintergrund ist dabei eine gute Übungshilfe. Für allgemeine Zwecke kann dieser Punkt schwarz sein, und die entsprechenden vier Farben des Gaya-Lhama werden dann bei der Einatmung darauf imaginiert. Wichtig ist aber auf jeden Fall, dass Sie auch dabei in die Richtung des aktuellen Sonnenstands blicken.

Wenn Sie die Übungen im Freien durchführen, blicken Sie locker auf den Horizont.

Idealerweise sollten Sie – abhängig von der Tageszeit – entweder die Sonne, der Mond oder einen Stern anschauen, vorausgesetzt, diese stehen nicht zu hoch, so dass Sie Ihre Augen zu weit nach oben richten müssen.

---

[9] Die einzige Ausnahme von dieser Regel findet Anwendung, wenn der Meister Mondenergien für astrale Arbeiten oder für spezielle Planeten- oder Sternenkräfte benötigt, die sich nach ihren jeweiligen spezifischen magischen Eigenschaften richten. Dann wendet er sich dem aktuellen Mondstand zu. Dies ist aber nicht Gegenstand des vorliegenden Buches.

Starren Sie jedoch nicht auf diese Himmelskörper. Fixieren Sie sie nicht, sondern lassen Sie Ihren Blick sanft und defokussiert in ihrer Richtung *spielen*. Selbstverständlich sollten Sie niemals ins direkte Sonnenlicht starren! Auch den Punkt an der Wand blicken Sie nicht starr an, sondern möglichst locker.

Aus dieser Richtung ziehen Sie beim Einatmen in Ihrer Vorstellung die verschiedenfarbigen Farbschwingungen des Gaya-Lhama ein.

Ihre Augenmuskeln müssen bei diesen Techniken entspannt sein, und Sie dürfen sie während der Übungen nicht zu stark mit der eingeatmeten Energie aufladen.

Die grundlegende Blickposition besteht also aus drei wesentlichen Komponenten:

- Wir stehen oder sitzen immer in Richtung des aktuellen Sonnenstands.
- Unser Blick ist dabei locker entweder auf den Horizont, einen Punkt an der Wand, die Sonne, den Mond oder einen Stern gerichtet. In den Zeichnungen innerhalb dieses Buches wird dies durch die stilisierte Sonne gekennzeichnet, zu der gestrichelte Linien führen. Wir fokussieren unseren Blick auf den jeweiligen Gegenstand, ohne uns jedoch durch Anstarren an ihn zu binden.
- Aus dieser Richtung stellen wir uns immer vor, wie die Gaya-Lhama-Energie beim Einatmen in unseren Körper hineinströmt.

Das, was wir in diesem System das „Meister-Denken“ oder den „Meister-Gedanken“ nennen, ist das Gegenteil des Sklavendenkens.

Das gilt ebenso für den Meister-Willen und das Meister-Gefühl, welche die befreiten Pendants sind zu ihren versklavten Gegenstücken.

Wir müssen unsere Gedanken, Gefühle und unseren Willen bemeistern, und dies geschieht durch Entspannung, verbunden mit einer positiven Geisteshaltung. Der Körper soll entspannt, aber wachsam sein. Dabei beobachten wir unsere Gedanken, unseren Willen und unsere Gefühle.

Als Meister werden wir dann zum bewussten Sender und Empfänger von Energien, statt diesen unterworfen zu sein. Dann werden wir selbst zu einem geistigen Wesen, zum Beherrscher von Schöpfung und Zerstörung. Dann leben ins uns das wahre Fühlen, das wahre Denken und das wahre Wollen.

Die Seele von Mutter Erde, die wir „Ārmaiti" nennen, sendet ihre Gedanken in Form von physikalischen Hertz-Wellen in der Schumann-Frequenz (7,83 Hertz) aus. Mit ihrer Aura vereinigen wir unsere eigene durch das später beschriebene sechste Meister-Arkanum.

Das erste Meister-Arkanum:
Die Ur-Energie anziehen und im Körper speichern

Dieses erste Meister-Arkanum zieht die Kräfte des Universums an und bringt Sie in Verbindung mit diesen höheren Mächten. Es errichtet den Meister-Rhythmus in Ihrem Körper und entwickelt zugleich das Hellsehen.

Setzen Sie sich auf einen Stuhl mit aufrechter Wirbelsäule und mit geradem Kopf und Nacken. Ziehen Sie Ihr Kinn leicht in Richtung der Brust an, und nehmen Sie die grundlegende Blickposition ein.

Bei allen Meister-Arkanen ist es wichtig, zu Beginn festzustellen, ob Sie sich in einer Phase der Sonnen- oder der Mondatmung befinden. Sie müssen nämlich jedes Arkanum täglich mindestens einmal mit der Sonnenatmung (rechtes Nasenloch) und der Mondatmung (linkes Nasenloch) durchführen.

Die tägliche Anzahl dieser Übungssequenzen muss daher auf jeden Fall immer gerade sein. Prüfen Sie daher stets zu Anfang jedes Meister-Arkanums, durch welches Nasenloch Ihr Atem freier und stärker strömt. Das dominante Nasenloch zeigt Ihnen dann an, in welcher Phase Sie sich momentan befinden.

Entspannen Sie alle Muskeln bis auf jene, welche Ihren Rücken und den Nacken in Position halten.

Ihre Hände ruhen auf den Oberschenkeln, und die Finger sind dabei leicht V-förmig gespreizt. Ihre Zeigefinger weisen in Richtung des jeweiligen Knies, auf dem sie liegen. Die Daumen ruhen dabei auf den Innenseiten Ihrer Schenkel.

Ihre Fersen stehen ungefähr sieben bis fünfzehn Zentimeter auseinander, die Füße sind währenddessen leicht geöffnet und bilden ebenfalls ein „V“. Das gilt auch für Ihre Schienbeine und Oberschenkel.

Alle Zeichen und Symbole ziehen automatisch spezifische Energien an. Das Symbol „V“ besitzt beispielsweise Kräfte, die sich positiv auf die Konzentration auswirken. Wenn Sie daher die Buchstaben „V“, „F“ oder „PH“ intonieren bzw. mit den Gliedmaßen formen (soweit dies möglich ist), besitzen sie direkte Kräfte, welche die Konzentrationsfähigkeit anziehen, verstärken und dauerhaft etablieren.

Halten Sie Ihre Gedanken nun auf die allgegenwärtige Gaya-Lhama-Energie gerichtet, das ordnende Grundprinzip allen Lebens, das man nur kontaktieren kann, wenn man wahrhafte Liebe dafür empfindet (und es dadurch anzieht), wenn man daran denkt und es tatsächlich begehrt. Durch diese drei Kräfte – der Liebe, des Denkens und des Wollens – kann man diese Energie anziehen und in den körperlichen, spirituellen und übersinnlichen Zentren des Organismus verankern.

Die korrekte Körperhaltung des ersten Meister-Arkanums:

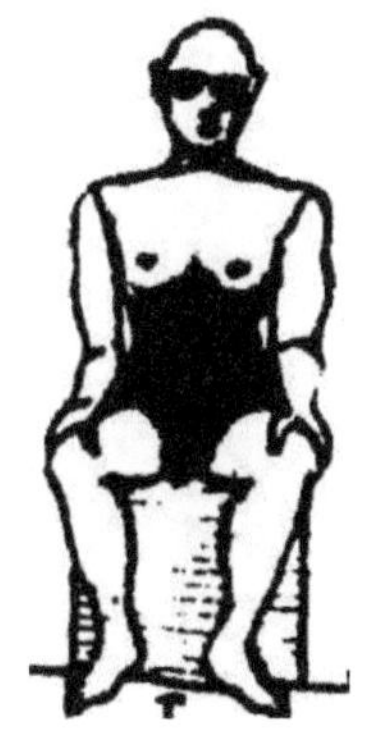

Von vorne gesehen.

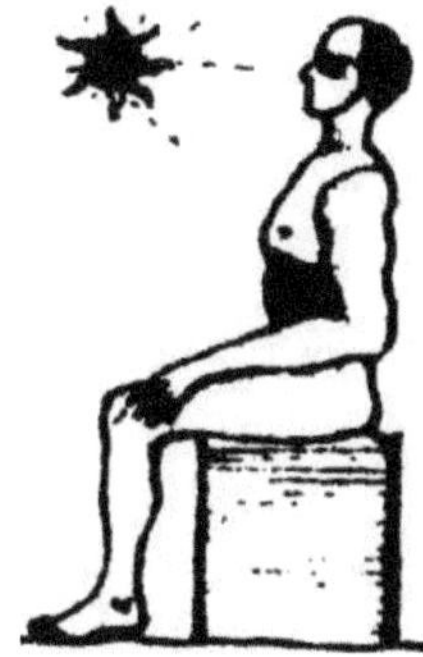

Profilansicht. Diese entspannte Sitzhaltung wird auch bei der späteren Arbeit mit den ägyptischen Sonnen- und Mond-Stäben eingenommen.

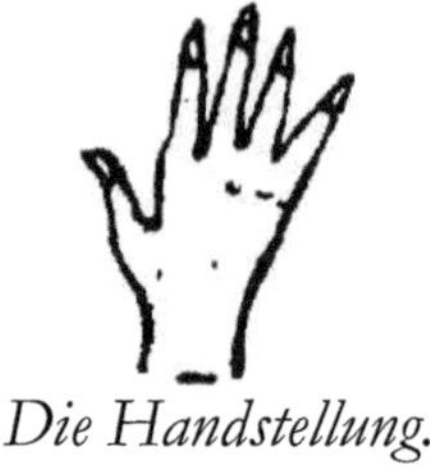

Die Handstellung.

Wenn Sie die richtige Sitzhaltung eingenommen haben, müssen Sie zu Beginn jedes Meister-Arkanums zuallererst alle Restluft aus Ihren Lungen ausatmen. Setzen Sie dazu Ihre gesamten Bauch- Brust- und Zwerchfellmuskeln ein, aber wenden Sie keine Gewalt an.

Atmen Sie dann sieben Sekunden lang ein, wobei Sie den *Bauch* ausdehnen, und konzentrieren Sie sich dabei auf Gaya-Lhama, das Sie sich in roter Farbe vorstellen (die den körperlichen Aspekt dieser Energie repräsentiert). Spüren Sie, wie diese rotgefärbte Kraft mit der Atmung in Ihren Körper strömt. Aus welcher Quelle Sie den Energiefluss imaginieren, hängt davon ab, welchen optischen Blickpunkt Sie für die Übung gewählt haben: Also entweder die Sonne, den Mond, einen Stern oder den Punkt an der Wand.

Machen Sie nun eine Sekunde lang Pause. Dann atmen Sie sieben Sekunden lang aus, wobei Sie durch Ihre Imagination und Ihren Willen den Unterbauch, die Geschlechtsorgane und den Hinterkopf gleichzeitig mit der roten Energie erfüllen.

Pausieren Sie dann wieder eine Sekunde lang, und wiederholen Sie den gesamten Atemzyklus noch zwei Mal mit derselben Farbe. Insgesamt führen Sie damit also drei „rote Zyklen“ durch.

Nach der letzten Pause von einer Sekunde atmen Sie nun sieben Sekunden lang nur mit Ihrer *Brust* ein (ohne Beteiligung der Bauchatmung), wobei Sie sich diesmal die Farbe Gelb vorstellen, welche die mentale Schwingung des Gaya-Lhama birgt.

Dann: eine Sekunde Pause. Dann: Sieben Sekunden lang ausatmen, und die gelbe Farbe durch die Imagination und den Willen in Ihrem Brustkorb und in Ihrer Stirn speichern. Auch dieser „gelbe Zyklus" wird insgesamt drei Mal wiederholt.

Nach demselben Schema atmen Sie nun ein, wobei Sie die *Brust* und den *Oberbauch* mit Luft füllen. Diesmal speichern Sie in den drei Phasen der Ausatmung die Farbe Blau (die den spirituellen Aspekt des Gaya-Lhama repräsentiert) in Ihrem Oberbauch (Solarplexus) und der Schädeldecke.

Nach demselben Schema atmen Sie nun in Ihre *Brust*, das *Zwerchfell* und den *Unterbauch (Abdomen)* zugleich ein, wobei Sie die Farbe Weiß aufnehmen. Speichern Sie sie dann jeweils bei den drei Ausatmungen in Ihren Armen (mit den Händen), in Ihren Beinen (mit den Füßen) sowie im Gesicht.

Jeder einzelne Atemzyklus dauert sechzehn Sekunden. Da er jeweils drei Mal wiederholt wird, beträgt die Gesamtzeit pro Farbe also 48 Sekunden. Insgesamt dauert diese Übung daher 192 Sekunden bzw. drei Minuten und zwölf Sekunden.

Das zweite Meister-Arkanum:
Die Ur-Energie in innere Harmonie verwandeln

Dieses zweite Meister-Arkanum entwickelt das Hellhören und fördert zugleich Ihre innere Harmonie. Außerdem stellt es durch die Intensivierung Ihrer eigenen Achtsamkeit und Intuition Ihre natürliche Fähigkeit wieder her, sich zu verteidigen und anzugreifen, sowohl im tatsächlichen als auch im übertragenen Sinn. Es lehrt Sie damit, wie Sie sowohl Freunden als auch Gegnern gegenübertreten.

Stehen Sie aufrecht, Wirbelsäule und Nacken sind gerade. Ihre Hände und Arme hängen locker an den Seiten herab.

Stellen Sie Ihren rechten Fuß nach vorne, wenn Sie sich in der Sonnenatmung befinden. Herrscht dagegen der Mondatem vor, nehmen Sie den linken. Ihr Gewicht ruht dabei permanent auf den Fußballen. Die Fersen sollten nicht belastet sein

Nehmen Sie die grundlegende Blickposition ein. Ihre Gedanken und Ihren Willen konzentrieren Sie auf das Gaya-Lhama-Prinzip.

Atmen Sie nun alle Restluft aus Ihren Lungen aus, indem Sie Ihre Bauch-, Brust- und Zwerchfellmuskeln dabei einsetzen.

Atmen Sie dann sieben Sekunden lang in den *Bauch* ein, und stellen Sie sich dabei langsam so hoch wie möglich auf Ihre Fußballen bzw. Zehenspitzen. Ballen Sie zugleich Ihre Hände fest zu Fäusten, als ob Sie das nährende Lebensprinzip in der Luft greifen wollten. Stellen Sie sich dabei vor, wie das Gaya-Lhama beim Einatmen als rote Energie in Sie einströmt. Achten Sie darauf, dass Sie sich nicht verkrampfen, auch wenn Sie anfangs Mühe haben sollten, das Gleichgewicht zu halten.

Pausieren Sie nun eine Sekunde lang. Dann atmen Sie sieben Sekunden lang aus, wobei Sie die Füße wieder ganz auf die Erde stellen, die Hände entspannen und Ihren Unterbauch und Hinterkopf mit der roten Energie aufladen. Pausieren Sie anschließend wieder eine Sekunde lang.

Führen Sie nun wie zuvor zwei weitere „rote" Atemzyklen durch, insgesamt also drei mit dieser Farbschwingung.

Wiederholen Sie anschließend diesen Vorgang jeweils drei Mal mit den anderen drei Farben, die sie ebenfalls während der Ausatmung in ihren zugehörigen Körperzentren abspeichern. Auch die Atemmuskulatur, die Sie jeweils beim Einatmen der unterschiedlichen Farbschwingungen einsetzen, ist dieselbe wie bei dem ersten Meister-Arkanum. Dies gilt auch für die folgenden Meisterübungen.

Das zweite Meister-Arkanum besteht – wie schon das erste – aus zwölf Atemzyklen und dauert drei Minuten und zwölf Sekunden.

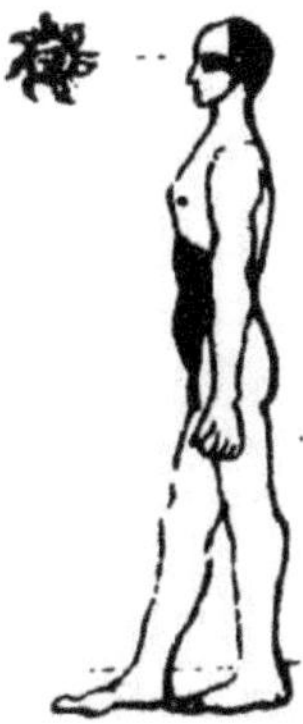

Erster Teil der Übung. Welcher Fuß dabei vorne steht, hängt von dem Atemrhythmus ab, in dem Sie sich aktuell befinden (Sonnen- oder Mondatmung).

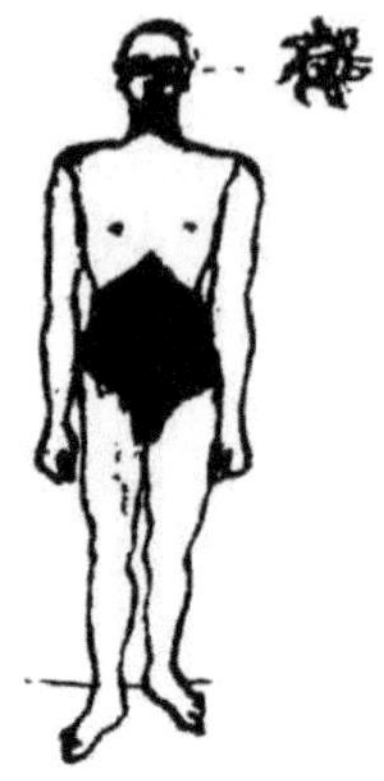

Zweiter Teil der Übung mit dem Stand auf den Fußballen und den Zehen. Diese Körperhaltung wird auch bei manchen der später beschriebenen Techniken mit den Ägyptischen Sonnen- und Mondstäben eingenommen.

Dieses Arkanum stärkt besonders die Füße, denen Sie auch sonst große Aufmerksamkeit widmen sollten. Waschen Sie Ihre Füße daher oft und regelmäßig mit Seife und Wasser. Auch alkoholische Einreibungen sind empfehlenswert.

Nach dem Fußbad bzw. der alkoholischen Einreibung trocknen Sie Ihre Füße gut ab, und dann reiben und massieren Sie sie kräftig mit Ihren Händen. Anschließend pflegen Sie sie mit einem guten Öl (z. B. Mandelöl, Kokosnussöl oder Kakaobutter). Sie sollten dabei auf keinen Fall tierische Fette verwenden, mit Ausnahme von Lanolin (aus Schafswolle) oder Butter.

Die Großen Zehen stehen in direkter Verbindung mit dem Hörsinn (nämlich mit den auditorischen Nerven), und sie koordinieren die Harmonie und den Rhythmus im Körper. Nicht zuletzt deswegen sollten Sie darauf achten, Ihre Großen Zehen in einem guten Zustand zu bewahren. Sie sollten sie immer wieder kräftig massieren und dehnen, um zu verhindern, dass sie allmählich taub werden. Die Großen Zehen sollten im Gegenteil immer beweglich und lebendig bleiben.

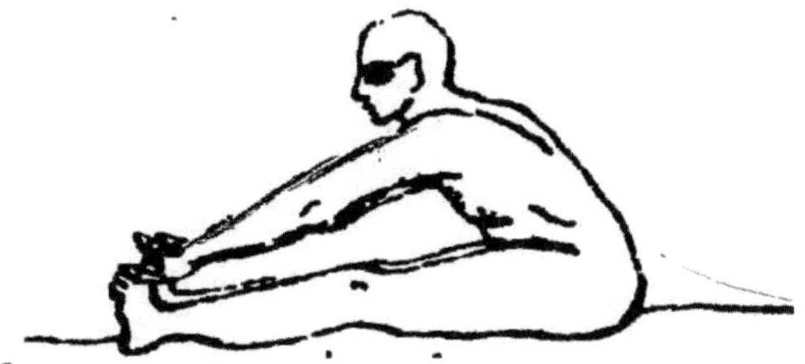

Übung der Zehendehnung. Arme und Beine sind dabei gestreckt.

Am besten sollten Sie Strümpfe aus Seide tragen. Leinen, Wolle oder Baumwolle sind ebenfalls empfehlenswert.

Ihre Strümpfe sollten Sie immer wechseln, sobald sie feucht oder kalt geworden sind. Auf diese Weise beugen Sie Erkältungen, Husten sowie Erkrankungen der Augen, Ohren und des Halses vor. Auch viele rheumatische Zustände können so bereits im Vorfeld verhindert werden.

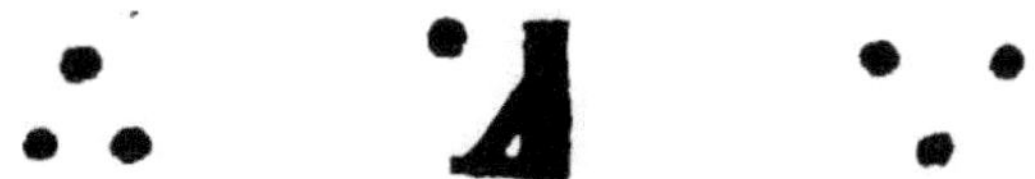

Das dritte Meister-Arkanum:
Dauerhafte Verbindung mit dem Schöpferprinzip

Dieses dritte Meister-Arkanum entwickelt ein gutes Urteilsvermögen, auch über Dinge, die weit entfernt sind. Mit seiner Hilfe verbinden Sie sich außerdem dauerhaft mit dem großen schöpferischen Prinzip, indem Sie mit Ihrem Atem reine Lebensenergie einsaugen.

Darüber hinaus erzeugt die Übung eine starke magnetische Kraft um Sie und Ihre Aura herum, die positive Energien anzieht.

Setzen Sie sich auf einen Stuhl, mit gerader Wirbelsäule und aufrechtem Kopf, wie beim ersten Meister-Arkanum. Nehmen Sie die grundlegende Blickposition ein. Ihre Gedanken und Ihren Willen konzentrieren Sie auf das Gaya-Lhama-Prinzip.

Ein weiterer Punkt, auf den Sie Ihren Blick lenken werden, sollte sich in 90 bis 120 cm Entfernung vor Ihnen auf dem Boden befinden. Sie können ihn auf ein Blatt Papier zeichnen.

Überprüfen Sie wieder, ob Sie sich aktuell in der Sonnen- oder Mondatmung befinden.

Entspannen Sie nun alle Muskeln bis auf jene, welche Ihren Rücken und den Nacken in ihrer Position halten.

Ihre Hände ruhen auf den Oberschenkeln, und die Finger sind dabei leicht V-förmig gespreizt. Ihre Zeigefinger weisen in Richtung des jeweiligen Knies, auf dem sie liegen. Die Daumen ruhen dabei auf den Innenseiten Ihrer Schenkel.

Ihre Fersen stehen ungefähr 8 bis 15 cm auseinander. Die Füße sind währenddessen leicht geöffnet und bilden ein „V". Das gilt ebenso für Ihre Schienbeine und Oberschenkel.

Wenn Sie die korrekte Position eingenommen haben, leeren Sie Ihre Lungen von aller Restluft darin.

Dann atmen Sie sieben Sekunden lang ein, wobei sich Ihr *Bauch* ausdehnt, und beugen Sie sich dabei gleichmäßig im Sitzen nach vorne. Diese Vorbeugung muss aus der Hüfte erfolgen und in völliger Entspannung geschehen. Die Wirbelsäule und der Nacken dürfen nicht abknicken und müssen in einer Linie bleiben. Ihr Blick richtet sich beim Vorbeugen auf den Punkt bzw. das Blatt Papier auf dem Boden. Atmen Sie währenddessen das Gaya-Lhama-Prinzip als imaginierte rote Energie ein. Konzentrieren Sie sich dabei auf das allumfassende Lebensprinzip, und sprechen Sie innerlich (also stumm): „ATMEN ist Leben!"

Halten Sie dann eine Sekunde lang den Atem an, während Ihre Rippen die Oberschenkel berühren, wobei Sie innerlich sprechen: „Atmen IST Leben!"

Atmen Sie nun sieben Sekunden lang aus, wobei Sie Ihren Körper wieder in die Ursprungsposition aufrichten, und laden Sie dabei Ihren Unterbauch und den Hinterkopf mit dem roten Gaya-Lhama-Prinzip auf. Dabei sprechen Sie innerlich: „Atmen ist LEBEN!", und spüren und speichern Sie die Lebensenergie dabei in den genannten Körperzentren. Durch diese Affirmation laden Sie Ihren Körper mit reiner Lebenskraft auf.

Pausieren Sie dann eine Sekunde, und wiederholen Sie den Prozess noch zwei Mal mit der Farbe Rot, insgesamt also wieder drei Mal.

Anschließend führen Sie die Übung mit jeweils drei Atemzyklen nacheinander mit den Farben Gelb, Blau und Weiß durch.

Dabei benutzen Sie jeweils dieselben unterschiedlichen Atemmuskeln wie bei den ersten beiden Übungen. Auch die verschiedenfarbige Gaya-Lhama-Energie speichern Sie in den entsprechenden Körperzentren wie zuvor.

Das dritte Meister-Arkanum dauert somit ebenfalls drei Minuten und zwölf Sekunden.

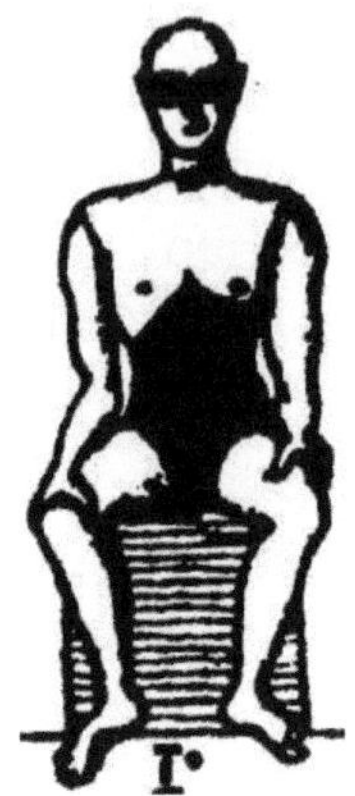

Vorderansicht.
Stellung sowohl beim Beginn der Ein- als auch beim Ende der Ausatmung.

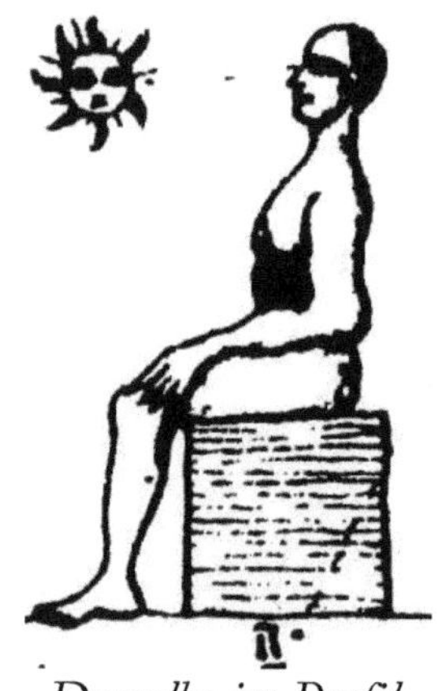

Dasselbe im Profil.

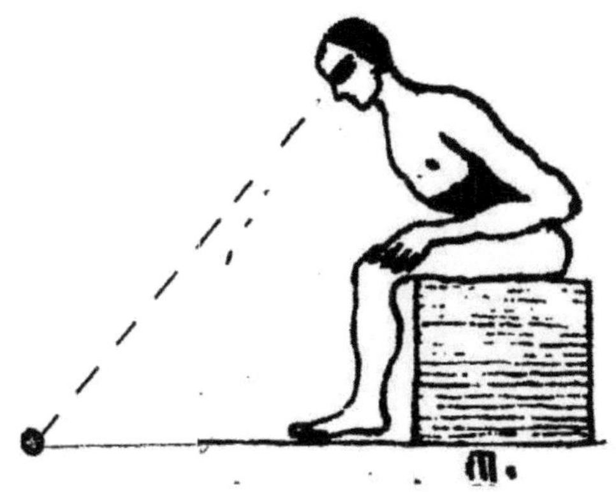

Profilbild am Ende der Einatmung und am Beginn der Ausatmung. Der Blick ist dabei auf einen Punkt auf der Erde gerichtet, in einem Winkel von ca. 45 Grad.

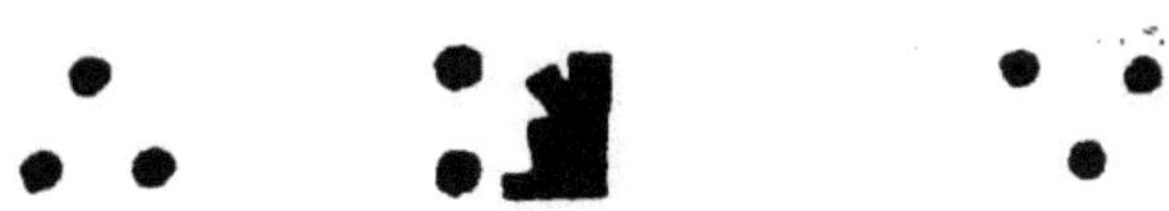

Das vierte Meister-Arkanum:
Das Rad der Meister
– Kontrolle über die eigenen Körperenergien

Dieses vierte Meister-Arkanum stärkt und entwickelt Ihren Willen. Außerdem steigert es die elektrischen Energien in Ihrem Körper. Diese werden dabei in den Ganglien gespeichert (das sind Nervenknoten im peripheren Nervensystem). Von dort können Sie sie dann stets auf Wunsch abrufen und nutzbar machen.

Vorbereitung:

Stehen Sie aufrecht. Ihre Wirbelsäule und der Nacken sind gerade, die Füße sind dabei parallel und ungefähr einen halben Meter auseinander.

Stellen Sie zuerst fest, ob Sie sich in der Sonnen- oder der Mondatmung befinden.

Heben Sie eine Hand ungefähr einen halben Meter über Ihre Augen, die Handfläche weist dabei in Richtung Ihres Körpers. Mit welcher Körperseite Sie beginnen, richtet sich danach, in welchem Atemzyklus Sie sich gerade befinden:

Bei der Mondatmung beginnen Sie mit dem linken Arm, bei der Sonnenatmung mit dem rechten.

Nehmen Sie die grundlegende Blickposition ein. Ihre Gedanken und Ihren Willen konzentrieren Sie auf das Gaya-Lhama-Prinzip.

Atmen Sie dann alle Restluft aus Ihren Lungen aus, wobei Sie Ihre Bauch-, Brust- und Zwerchfellmuskeln einsetzen.

Erster Teil:

Atmen Sie ein, und fangen Sie zeitgleich damit an, den Arm schnell und schwungvoll vor Ihrem Körper im Gegenuhrzeigersinn zu drehen. Jede Umdrehung sollte eine Sekunde dauern. Die Drehung führen Sie so durch, dass Ihre Handflächen dabei zum Körper weisen, und Ihr Blick wird bei jeder Umdrehung gekreuzt. Wichtig ist, dass dieses Armkreisen so entspannt wie möglich durchgeführt wird. Der Arm sollte sich anfühlen, als ob er gar nicht zum Körper gehört.

Führen Sie auf diese Weise insgesamt sieben schwungvolle Rotationen durch. Dabei atmen Sie zuerst wieder die *rote* Gaya-Lhama-Energie ein.

Anschließend lassen Sie den Arm schlaff an der Seite herabfallen, und pausieren Sie eine Sekunde lang.

Beginnen Sie dann wieder, mit demselben Arm sieben Sekunden lang in derselben Richtung zu rotieren, wobei Sie ausatmen und die rote Energie in Ihren Unterbauch und den Hinterkopf lenken und dort speichern.

Nachdem Sie die Ausatmung beendet haben, lassen Sie den Arm locker und schlaff herabfallen. Machen Sie dann eine Pause von einer Sekunde, und gehen Sie direkt zum folgenden zweiten Teil der Übung über.

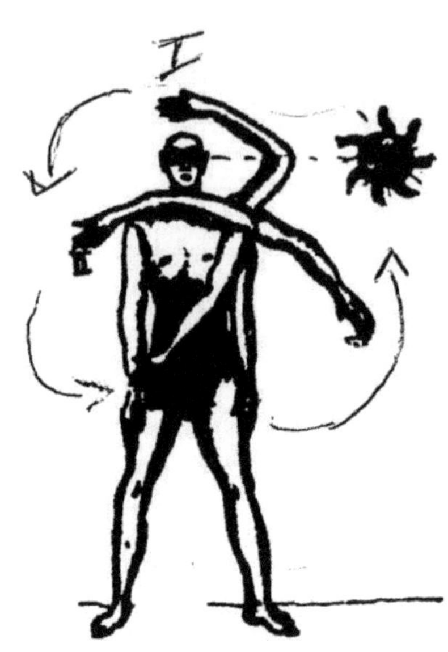

Erster Teil. Sicht von vorne:

a) *İ: Die Ausgangsposition: Die Hand ist über den Kopf erhoben, die Handfläche weist zum Gesicht. Mit welchem Arm Sie beginnen, hängt von der Atemphase (Sonnen- oder Mondatmung) ab, in der Sie sich aktuell befinden.*

b) *Von dort werden sieben Umdrehungen im Gegenuhrzeigersinn durchgeführt, verbunden mit der Einatmung der Gaya-Lhama-Energie. Der andere Arm hängt dabei locker herab.*

c) *Nach sieben Umdrehungen folgt eine Sekunde des Atemanhaltens. Beide Arme hängen währenddessen locker an der Seite herab.*

d) *Es folgen wieder sieben Umdrehungen mit demselben Arm wie vorher, ebenfalls im Gegenuhrzeigersinn. Dabei wird sieben Sekunden lang ausgeatmet, und das Gaya-Lhama wird währenddessen in den dazugehörigen Körperzentren gespeichert.*

e) *Eine Sekunde den Atem anhalten. Beide Arme hängen dabei locker herab.*

f) *Gehen Sie nun direkt zum zweiten Teil der Übung über.*

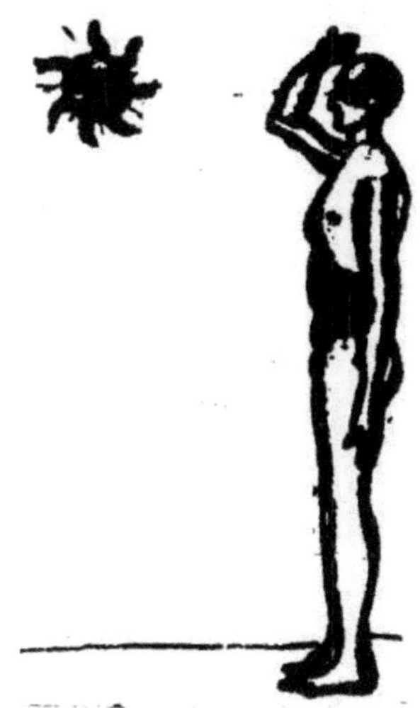

Erster Teil: Profilansicht der Ausgangsstellung.

Zweiter Teil:

Atmen Sie jetzt wieder die rote Energie ein, und heben Sie dabei denselben Arm, mit dem Sie die Umdrehungen durchgeführt haben, wieder im Gegenuhrzeigersinn in ganzer Länge über seine eigene Schulter. Ballen Sie die Hand währenddessen zur Faust. Spannen Sie Ihre Faust kontinuierlich immer stärker an, und lassen Sie sie durch diese Spannung leicht vibrieren und zittern. Der gesamte Vorgang dauert insgesamt sieben Sekunden lang.

Beugen Sie sich anschließend schnell (eine Sekunde lang) nach vorne, mit angehaltenem Atem, und schlagen Sie mit Ihrer Faust auf die Erde vor Ihren Füßen. Diese Vorwärtsbewegung geschieht ausschließlich aus den Hüften. Ihre Knie bleiben dabei gestreckt. Sollten Sie die Erde nicht berühren können, gehen Sie einfach so weit, wie Sie es schaffen. Sie können auf den Boden ein Kissen legen, damit Ihnen der Schlag keine Schmerzen zufügt.

Lockern Sie im selben Moment, wo Ihre Hand die Erde berührt, die Faust, und beginnen Sie, den Atem ausströmen zu lassen.

Richten Sie dabei Ihren Körper sofort wieder gerade auf. Strecken Sie dabei die Hand und den Arm nach oben und zugleich nach hinten. Dann lassen Sie ihn wieder an der Seite herabfallen. Dies sollte mit einer runden, anmutigen Bewegung geschehen. Diese gesamte Bewegung mit der Ausatmung führen Sie für die Dauer von sieben Sekunden durch. Während des ganzen Vorgangs senden Sie das imaginierte Rot in Ihren Unterbauch und den Hinterkopf.

Anschließend legen Sie wieder eine Pause von einer Sekunde ein.

Wiederholen Sie nun die beiden Teile dieser Übung mit Ihrem anderen Arm, wobei Sie ebenfalls die rote Energie aufnehmen und speichern.

Dann gehen Sie ohne Unterbrechung zu den nächsten drei Farben weiter, die sie wie zuvor in den entsprechenden Körperzentren speichern.

Bei diesem Meister-Arkanum atmen Sie also jeweils vier Mal auf eine Farbe ein, immer zwei Mal pro Körperseite. Alles in allem vollführen Sie bei dieser Übung sechzehn Atemzyklen: vier, bei denen Sie sich Rot vorstellen, vier mit imaginiertem Gelb, vier mit der Farbe Blau, und schließlich vier mit Weiß.

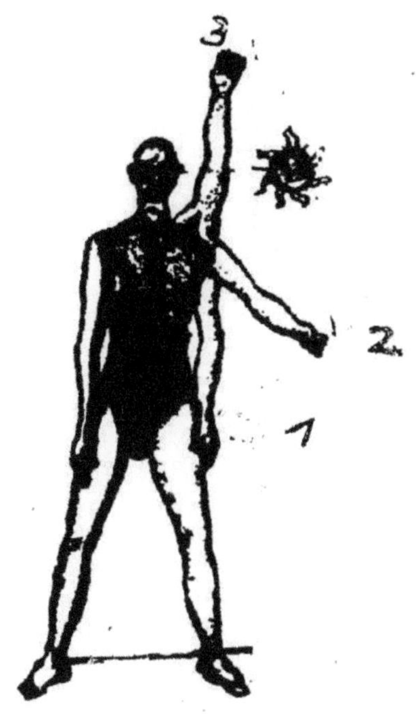

Zweiter Teil:

a) *1-3: Atmen Sie sieben Sekunden lang wieder das Gaya-Lhama ein, und heben Sie dabei den Arm im Gegenuhrzeigersinn nach oben. Währenddessen ballen Sie die Hand gleichmäßig immer fester zur Faust, bis sie vibriert.*
b) *Halten Sie dann den Atem eine Sekunde lang an.*
c) *Aus der Position 3 heraus beugen Sie sich nun rasch (eine Sekunde lang) mit angehaltenem Atem nach vorne, und schlagen Sie mit der Faust auf die Erde.*

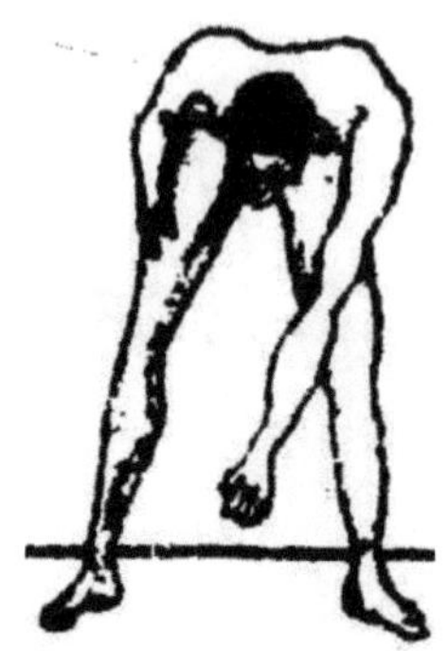

In dem Moment, in dem Ihre Hand den Boden berührt, beginnen Sie mit der Ausatmung. Lockern Sie dabei die Faust, und richten sich wieder auf. Ihre Hand heben Sie währenddessen nach oben und nach hinten. Dann lassen Sie sie locker an der Seite herabfallen. Der gesamte Vorgang dauert sieben Sekunden, und Sie senden die farbige Energie dabei kontinuierlich in die dazugehörigen Körperzentren. Anschließend führen Sie Teil 1 und 2 der Übung mit dem anderen Arm durch.

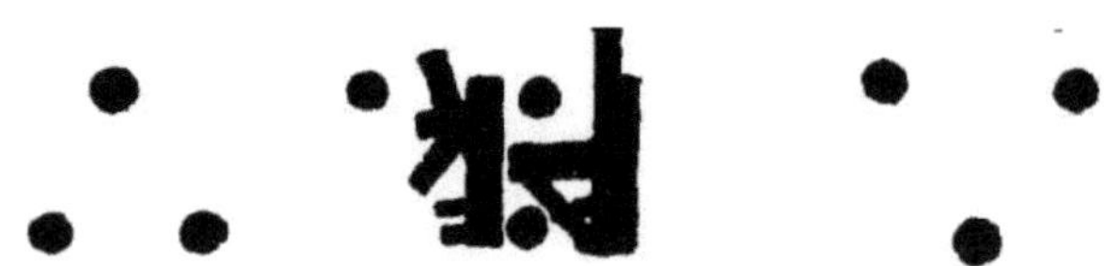

Das fünfte Meister-Arkanum:
Die Schwere beherrschen

Dieses fünfte Meister-Arkanum verleiht Ihnen nach und nach Kontrolle über die Schwerkraft und beeinflusst somit Ihr Gewicht. Es vermittelt Ihnen ein Gefühl der Leichtigkeit. Man sagt ihm sogar nach, dass hohe Eingeweihte dadurch in die Lage versetzt werden, zu levitieren oder auf dem Wasser zu gehen.

Vorbereitung:

Stellen Sie sich aufrecht hin, mit aufgerichteter Wirbelsäule und geradem Nacken. Ihre Füße stehen ca. 15 cm auseinander, dabei sollten Ihre Knie während der gesamten Übung leicht gebeugt sein. Das Gewicht ruht permanent auf den Fußballen, nicht auf den Fersen.

Entspannen Sie all Ihre Muskeln. Überprüfen Sie wieder, in welcher Atemphase Sie sich aktuell befinden (Sonnen- oder Mondatmung).

Nehmen Sie die grundlegende Blickposition ein. Konzentrieren Sie dann Ihre Gedanken und Ihren Willen auf die lebensspendende Gaya-Lhama-Energie.

Beginn:

Heben Sie Ihre Hände und die Arme *an den Seiten Ihres Körpers möglichst weit hinten* über den Kopf hoch, und lassen Sie sie *vor dem Körper* sinken bis sie sich schließlich auf einer Ebene mit den Schultern befinden. Lassen Sie Ihre Arme dabei durch die Luft „gleiten", so als ob Sie fliegen wollten. Die Hände hängen währenddessen die ganze Zeit schlaff an den Handgelenken herab.

Stoßen Sie nun alle restliche Luft aus Ihren Lungen, indem Sie die Muskeln des Unterbauchs und der Brust nutzen und damit die Luft herauspressen.

A) Erster Teil:

Atmen Sie jetzt sieben Sekunden lang ein, und spannen Sie dabei die Armmuskulatur stark an, bis sie vibriert, aber nur bis zu den Handgelenken. – Diese bleiben ständig locker und entspannt! Auch der gesamte Restkörper bleibt völlig entspannt. Dehnen Sie bei diesem Vorgang den Bauch aus, und imaginieren Sie die Gaya-Lhama-Energie, die mit dem Atem in roter Farbe in Sie hineinströmt.

Halten Sie dann den Atem eine Sekunde lang an.

Atmen Sie nun sieben Sekunden lang aus. Lassen Sie die Unterarme dabei über Ihre Schultern nach hinten klappen, so dass die Fingerspitzen nach hinten weisen, die Handflächen zeigen weiterhin nach unten. Senken Sie die Hände, und legen Sie die Handflächen und Unterarme entspannt auf die Brust. Die rechte Hand befindet sich auf der rechten Brust, die linke auf der linken Brustseite. Dabei senden Sie in Ihrer Vorstellung die Farbe Rot in Ihren Unterbauch und Hinterkopf, und laden Sie diese Zentren mit dieser Energieschwingung auf.

Führen Sie diesen ersten Teil der Übung insgesamt zwei Mal durch.

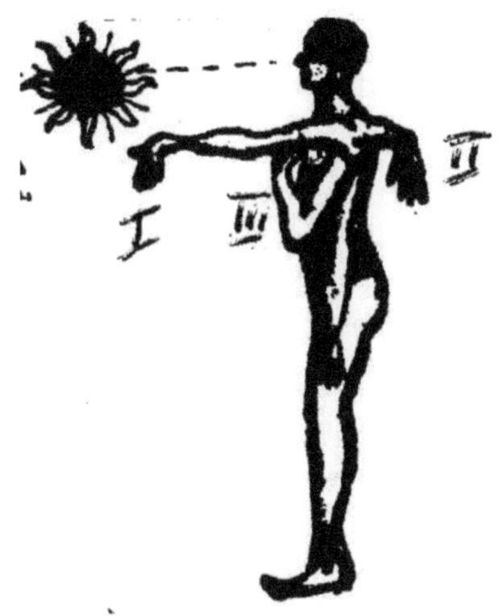

Erster Teil. Er wird zwei Mal durchgeführt.

(I): Sie halten beide Arme auf Schulterhöhe nach vorne. Die Hände hängen dabei schlaff in den Gelenken herunter. Atmen Sie sieben Sekunden lang das Gaya-Lhama ein, und lassen Sie die Arme dabei vibrieren. Die Hände bleiben locker. Halten Sie dann die Luft eine Sekunde lang an.

(II) Atmen Sie aus, klappen Sie die Arme dabei nach hinten über die Schultern, die Handflächen weisen nach unten. Von dort legen Sie sie auf die Brust (III). Der gesamte Vorgang dauert sieben Sekunden, und Sie speichern dabei das Gaya-Lhama in den dazugehörigen Körperzentren.

B) Zweiter Teil:

Heben Sie jetzt mit derselben gleitenden Bewegung Ihre Arme auf Schulterhöhe, diesmal aber *an den Seiten*. Die Hände hängen dabei wie zuvor locker in den Gelenken herab.

Stoßen Sie nun alle restliche Luft aus Ihren Lungen, indem Sie die Muskeln des Unterbauchs und der Brust anspannen und damit die Luft herauspressen.

Atmen Sie jetzt sieben Sekunden lang ein, und spannen Sie dabei die Armmuskulatur stark an, bis sie vibriert, aber wieder nur bis zu den Handgelenken. Diese bleiben weiterhin ständig locker und völlig entspannt. Dehnen Sie bei diesem Vorgang den Bauch aus, und imaginieren Sie die Gaya-Lhama-Energie, die mit dem Atem in roter Farbe in Sie hineinströmt.

Halten Sie dann den Atem eine Sekunde lang an.

Atmen Sie nun sieben Sekunden lang aus. Lassen Sie die Unterarme dabei über Ihre Schultern nach hinten klappen, so dass die Fingerspitzen nach hinten weisen, die Handflächen deuten weiterhin nach unten. Senken Sie die Hände, und legen Sie die Handflächen und Unterarme entspannt auf die Brust. Die rechte Hand befindet sich auf der rechten Brust, die linke auf der linken Brustseite. Dabei senden Sie in Ihrer Vorstellung die Farbe Rot in Ihren Unterbauch und Hinterkopf, und laden Sie diese Zentren mit dieser Farbe auf.

Halten Sie dann den Atem eine Sekunde lang an.

Diesen zweiten Teil der Übung führen Sie im Gegensatz zum ersten nur einmal durch.

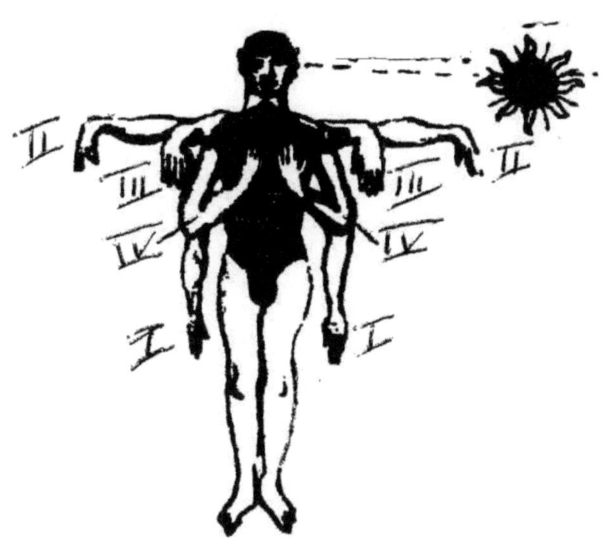

Zweiter Teil. Er wird nur ein Mal durchgeführt.
(I): Ausgangsposition. Von dort heben Sie die Arme an den Seiten bis auf Schulterhöhe. Die Hände hängen wieder schlaff herunter.
(II): Die Arme sind auf Schulterhöhe. Atmen Sie sieben Sekunden das Gaya-Lhama ein, und spannen Sie die Arme dabei wieder fest an, bis sie vibrieren. Die Hände bleiben währenddessen locker. Halten Sie den Atem dann eine Sekunde lang an.
(III) Atmen Sie sieben Sekunden lang aus, klappen Sie die Hände über die Schultern, und legen Sie sie dann wieder auf die Brust (IV). Während dieser gesamten Atemphase senden Sie das Gaya-Lhama in die zugehörigen Körperzentren. Dann halten Sie den Atem eine Sekunde lang an.

Wiederholen Sie nun diesen gesamten Vorgang – also Teil eins und zwei – nacheinander mit jeder Farbe: mit Gelb, das die mentalen Kräfte birgt; mit Blau, welches die spirituelle Ebene repräsentiert; und mit Weiß, das die übersinnlichen Energien trägt. Machen Sie dies jeweils – wie bereits geschildert – drei Mal pro Farbe. Insgesamt also führen Sie zwölf Atemzüge durch.

Die Muskulatur, die Sie dabei zum Atmen benutzen, und die Speicherorte der farbigen Energie sind dabei dieselben wie auch in den vorigen Übungen.

C) Abschluss:

Nachdem Sie alle Körperzentren mit den farbigen Energien aufgeladen haben, schließen Sie die Übung folgendermaßen ab:

Heben Sie beim Einatmen Ihre Arme wieder vor Ihrem Körper auf Schulterhöhe, aber drehen Sie dabei die Handflächen so, dass sie zu Ihnen und gleichzeitig leicht nach oben weisen. Die Fingerspitzen sind einander zugekehrt, ohne dass sie sich berühren. Wie lange Sie dabei einatmen, bleibt Ihnen überlassen.

Dann atmen Sie durch den Mund auf den Laut HÂ aus. (Wie beim Lachen „Ha-Ha“ – mit der Betonung auf dem „a“, aber langsam und seufzend.) Beugen Sie dabei gleichzeitig Ihren Körper aus den Hüften nach vorne, und entspannen Sie Ihre Arme. Lassen Sie sie sinken und locker schaukeln, während alle Spannungen aus ihnen weichen. Auch hierbei bleibt es Ihnen überlassen, wie lange Sie ausatmen.

Zusammenfassung:

Um den ganzen Vorgang noch einmal zusammenzufassen:

Bei jeder Farbe, die Sie sich vorstellen, atmen Sie insgesamt drei Mal ein und wieder aus. Zwei Atemzüge führen Sie durch, während Ihre Hände sich *vor Ihnen* befinden. Einen Atemzug machen Sie, während die Hände *an Ihren Seiten* sind. Insgesamt ergibt dies zwölf Atemzyklen für alle Farben. Zum Abschluss beenden Sie die Übung mit dem HÂ-Laut.

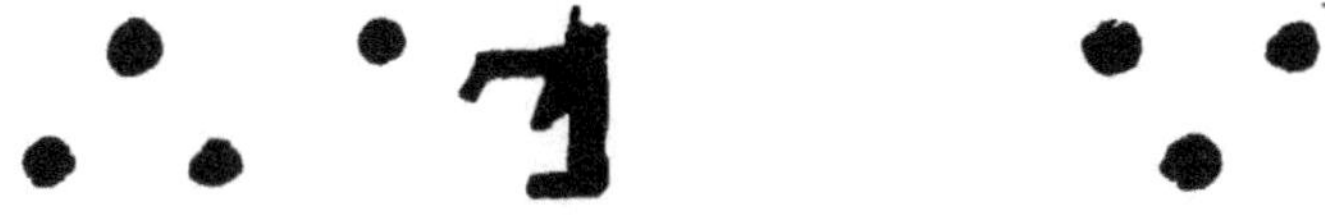

Das sechste Meister-Arkanum:
Den Seelenvogel erwecken

Dies ist eine Übung, die Ihre gesamten innerlichen Energien umwandelt und veredelt. Sie erzeugt im Körper Wirkungen analog zum Stein der Weisen der Alchemisten und Rosenkreuzer, welcher die Fähigkeit besitzt, unedle Metalle in Gold zu verwandeln.

Gleichzeitig erzeugt dieses Mysterium auch jene Metamorphose, die im Garten *Gatra-Sa-Mara* stattfand, wo Prinz Gautama die Erleuchtung erlangte und zum Buddha wurde. Diese Technik transmutiert Ihre eigenen elektrischen und magnetischen Energien und gleichzeitig jene des Universums, so dass Ihre Aura mit jener der Erde zu einer

Einheit verschmilzt. – Dies führt schließlich zur absoluten Vereinigung, zum Eins-Sein, zur Erlösung, und dieser Zustand wurde im alten Ägypten „At-Un" (oder „Aton") genannt.

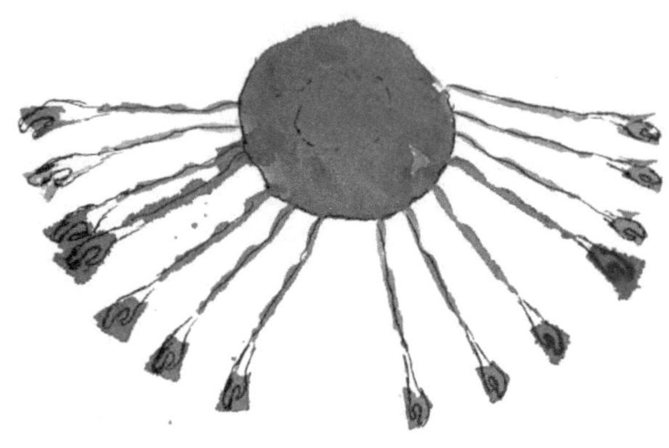

Aton.

Dieses Arkanum bringt Sie in direkte Verbindung mit dem Göttlichen, mit den Sphären der Engel und des Himmels. Dabei verschmelzen Sie und Ihre Aura mit dem Ewigen zu einem harmonischen Akkord, wenn sich währenddessen die Musik der Sphären und Ihr individueller Seelenklang vereinen und alle magnetischen und elektrischen Felder im Innen und Außen zusammenfließen. Es kann sein, dass Sie während der Übung und direkt danach sehr geräuschempfindlich sind. Vermeiden Sie also, dieses Arkanum in einer lauten Umgebung durchzuführen.

Stellen Sie sich aufrecht in Richtung des aktuellen Sonnenstands hin, etwa einen Meter entfernt von der Rückseite eines schweren Stuhls. An ihm haben Sie zuvor zwei lange, runde Stangen befestigt, an denen

Sie sich festhalten können. Zu diesem Zweck können Sie Bambus- oder andere geeignete Stäbe verwenden.

Während dieser Übung sollten Sie auf gar keinen Fall Tische, andere Stühle oder Möbel bzw. Gegenstände in Ihrer Nähe stehen haben. Wenn Sie nämlich dabei in Trance fallen, könnten sie stürzen und sich daran verletzen. Es ist deswegen empfehlenswert, den Raum um Sie herum mit Kissen, Decken und ähnlichen weichen Polstern auszulegen.

Halten Sie sich an diesen aufrechten Stangen fest, und knien Sie sich davor nieder. Dabei müssen die Füße auf den Ballen stehen, die Fersen weisen während der gesamten Übungsdauer nach oben. Der Körper kann leicht nach hinten gebeugt sein, um das Gleichgewicht zu halten. Das Niederknien sollten Sie in einer einzigen anmutigen Bewegung durchführen.

Halten Sie Ihren Blick auf einen Punkt an der Wand gerichtet, der sich auf einer waagerechten Ebene mit Ihren Augen befindet. Dabei sollten Sie sich nicht anstrengen oder gar starren. Blicken Sie locker zu dem Punkt, ohne ihn zu fixieren, und lassen Sie Ihren Blick in seiner Umgebung leicht umherschweifen.

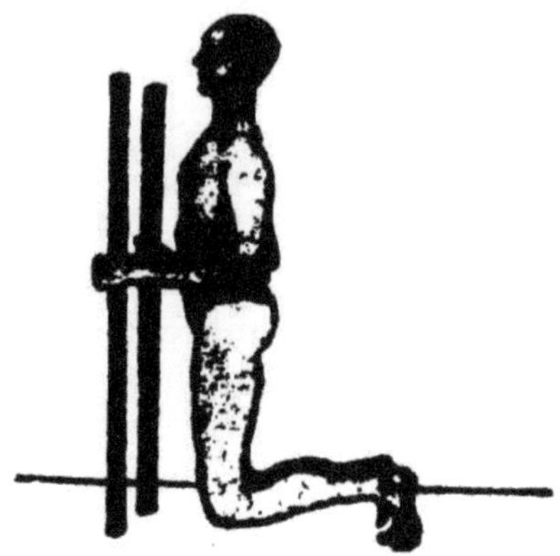

Während Sie knien und sich an den Stangen festhalten, liegen nur die Fußballen und Zehen auf dem Boden auf. Ihre Fersen weisen nach oben.

Nachdem Sie sich hingekniet haben, entspannen Sie sich vollständig. Ihr Nacken und Ihre Wirbelsäule bleiben während der gesamten Übung aufrecht, und das Kinn muss stets leicht in Richtung Ihrer Brust angezogen sein. Alle Muskeln sind dabei so entspannt wie möglich.

Halten Sie sich locker an den Stangen fest, und atmen Sie komplett aus. Diese Ausatmung geschieht zwar vollständig, sie ist aber sanft und natürlich. Üben Sie dabei keine Gewalt aus, und pressen Sie nicht.

Atmen Sie dann sieben Sekunden lang durch die Nase ein, und verstärken Sie dabei den Druck Ihres Griffs an den Stangen. Die Einatmung sollten sie bei dieser Übung stets mit einem vernehmbaren schluchzenden Laut durchführen, als würden Sie weinen. Der Druck darf nur von Ihren Händen ausgehen, die Arme und der Restkörper bleiben entspannt.

Halten Sie nun den Atem sieben Sekunden lang an. Ziehen Sie die Muskeln des Anus dabei nach oben in Richtung der Wirbelsäule, und drücken Sie gleichzeitig das Zwerchfell nach unten wie beim Stuhlgang. Der Druck der Hände auf die Stangen wird währenddessen aufrechterhalten. Der Restkörper bleibt so entspannt wie möglich.

Atmen Sie jetzt sieben Sekunden lang vollständig, aber sanft durch die Nase wieder aus, wobei Sie die Muskeln des Rumpfs, des Bauchs und des Zwerchfells einsetzen, um Ihre Lungen so weit wie möglich zu entleeren. Das Ausatmen bei dieser Übung sollte immer mit einem vernehmbaren lauten Seufzen geschehen. Während des Ausatmens lassen Sie den Druck, mit dem Sie die Stangen greifen, allmählich wieder locker, aber trotzdem halten Sie sich weiterhin sanft daran fest. Entspannen Sie auch die Muskeln des Anus und des Zwerchfells wieder.

Halten Sie nun den Atem drei Sekunden lang an.

Wiederholen Sie den gesamten Prozess insgesamt acht Mal.

Wenn Sie die Übung beendet haben, sollten Sie drei Minuten und zwölf Sekunden in ihrer knienden Stellung verbleiben.

Die gesamte Übung besteht demnach aus insgesamt acht Atemzyklen, die jeweils vierundzwanzig Sekunden lang sind.

Das heißt: Sie atmen sieben Sekunden lang ein und halten dann sieben Sekunden lang den Atem an. Anschließend atmen Sie sieben Sekunden lang aus, woraufhin Sie die Luft drei Sekunden lang anhalten.

Also dauert diese Übung insgesamt 192 Sekunden bzw. drei Minuten und zwölf Sekunden.

Während des Ausatmens vermischen sich die magnetischen, elektrischen und die Wärmeenergien, welche durch diese Übung erweckt werden. Sie fließen dann bis zur äußersten Grenze Ihrer körperlichen bzw. aurischen Ausdehnung.

Danach kehren sie wieder zu Ihnen zurück und erzeugen Extase und eine äußerst große Ruhe und Gelassenheit. Dies nennt man im hinduistischen Yoga „Rechaka". Die Einatmung trägt dort den Namen „Puraka". Das Anhalten des Atems nennt man in östlichen Yoga-Systemen „Kumbakha".

Sie werden bei dieser Übung Hitzewellen und leichte elektrische Schocks an der Schädelbasis, im Kleinhirn und in weiteren Hirnarealen verspüren.

Außerdem werden Sie fühlen, wie magnetische Ströme zu fließen beginnen, welche durch Ihre Wirbelsäule nach oben steigen. Sie wandern dann ins verlängerte Rückenmark und von dort in verschiedene andere wichtige Teile des Gehirns.[10]

Sie werden außerdem ein vibrierendes Geräusch vernehmen, das wie eine Glocke oder wie eine Klangschale klingt, und Sie werden dabei ein Pulsieren verspüren und zugleich den Eindruck haben, dass Ihre Aura sich immer weiter ausdehnt.

Manchmal werden Sie auch eine Empfindung haben, als würden Sie das Flügelschlagen eines Vogels in Ihrem Hinterkopf verspüren.

---

[10] Nämlich in die folgenden: Corpora quadrigemina, Septum pellucidum, Corpus callosum, Corpora striata, Pons varolii, die Hirnanhangdrüse, die Zirbeldrüse sowie in den vierten und fünften Ventrikel.

Dieser Zustand wird in der ägyptischen Mythologie durch das KA oder den Vogel BA symbolisiert, der mit dem Sonnengott Re über das Firmament fliegt. Beide stellen unsterbliche Aspekte der menschlichen Seele dar.

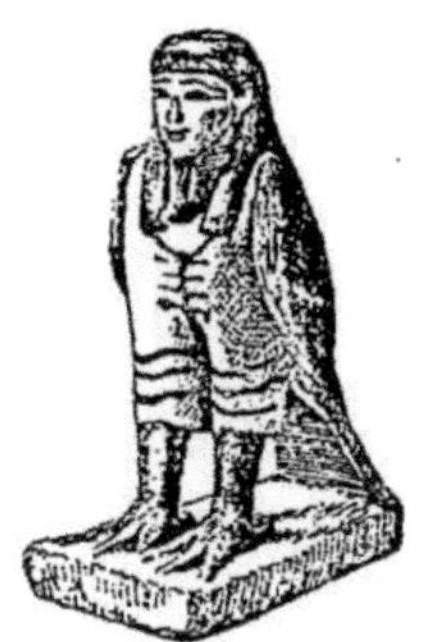

Der ägyptische Seelenvogel BA.

Diese Körperempfindungen sind vollkommen in Ordnung und normal. Wenn aber plötzlich alles vor Ihren Augen beginnt, dunkel zu werden, sollten Sie sicherheitshalber innehalten. Falls Sie trotzdem weitermachen, denken Sie daran, dass Sie bald in einen schlafähnlichen Zustand der Trance fallen werden. Deswegen müssen Sie es so einrichten, dass Sie auf gar keinen Fall gestört werden, bis Ihr Schutzengel oder der Allerhöchste Sie wieder aufweckt. – Auch in dem Fall, dass Ihre Knie oder sogar Ihr gesamter Körper sich vom Boden erheben sollten, hören Sie sofort auf. Eine Levitation ist nicht das Ziel dieser Übung!

Dieser Trancezustand besitzt große Heilkräfte, und er schenkt Ihnen auch Energie, die Sie zum Handauflegen und generell zum Heilen nutzen können.

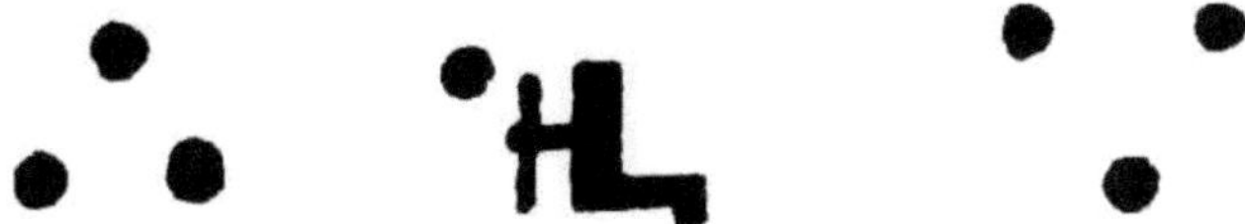

Das siebte Meister-Arkanum (Teil 1): Magnetische Energie tanken[11]

Diese einfache Technik sollten Sie jeden Morgen vor dem Frühstück durchführen. Sie hilft Ihnen dabei, Ihren Körper mit frischer Energie für den gesamten Tag aufzuladen, indem sie die magnetischen, ordnenden Kräfte weckt und konzentriert. Eine Variante davon, die aber nur zu ganz bestimmten Zwecken dient und nicht als tägliche Übung, finden Sie im *Anhang 1*.

Stellen Sie sich aufrecht hin, etwa einen halben Meter entfernt von einem Tisch, auf dem sich eine Schale befindet. Füllen Sie sie bis zur Hälfte mit reinem, sauberem (Quell-) Wasser. Der Tisch, auf dem das Gefäß steht, sollte so hoch sein, dass Sie Ihre Hände darauf legen können, ohne dass sie sich dabei anstrengen bzw. den Körper beugen müssen.

Nehmen Sie die grundlegende Blickposition ein. Ihre Gedanken und Ihren Willen konzentrieren Sie auf das Gaya-Lhama-Prinzip.

Legen Sie Ihre Hände so in das Gefäß, dass das Wasser die Handgelenke halb bedeckt. Die Handinnenflächen ruhen auf dem Boden der Schale. Dabei sind Ihre Finger fächerartig gespreizt, Daumen und Zeigefinger beider Hände berühren sich.

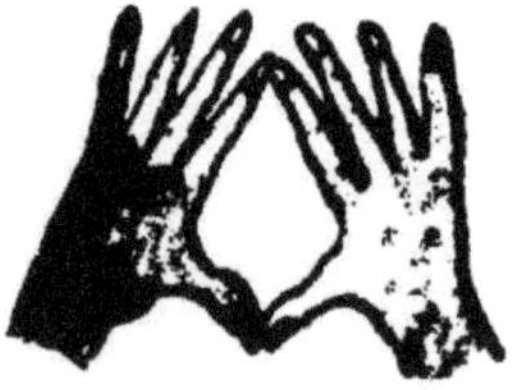

Die Handstellung.

[11] Dieses Kapitel wurde eigens für die vorliegende deutsche Ausgabe verfasst.

Leeren Sie Ihre Lungen, indem sie alle Luft darin mit einem leisen Pfeifen ausstoßen.

Atmen Sie dann sieben Sekunden lang tief durch die Nase ein, und halten Sie die Luft eine Sekunde lang an.

Anschließend atmen Sie langsam wieder durch den Mund mit einem leisen Pfeifen aus. Die Ausatmung bei dieser Grundvariante des siebten Arkanums geht stets natürlich und einfach vonstatten, ohne die bei den vorherigen Übungen vorgeschriebene Dauer von sieben Sekunden.

Halten Sie nun die Luft eine Sekunde lang an, und atmen Sie dann sieben Sekunden lang wieder ein. Anschließend folgt eine Atempause von abermals einer Sekunde.

Führen Sie diese Übung insgesamt drei bis fünf Minuten lang durch.

Wenn Sie einige Wochen Erfahrung damit gesammelt haben, können Sie die Technik erweitern, indem Sie beim Atmen die Gaya-Lhama-Energie wie beim ersten Arkanum in den entsprechenden Farben und Körperzentren abspeichern. Dabei dauert die Ausatmung wieder sieben Sekunden lang. Sie wird bei dieser Übung auf jeden Fall immer mit einem leisen Pfeifton durchgeführt.

Resümee

Die Techniken, die wir bis zu diesem Punkt beschrieben haben, beinhalten die sieben Großen Arkana des Meister-Systems. Sie sind darüber hinaus die sieben Schritte zur absoluten Befreiung von widrigen Umständen, negativen Einflüssen, ererbten Zwängen und von jedweder Sklaverei.

Die nun folgende Übung hilft Ihnen dabei, den Meisteratemrhythmus im Körper zu verankern. Sie sollten sie daher jeden Tag so oft wie möglich durchführen:

Atmen Sie – wo Sie auch sind und was Sie auch tun – sieben Sekunden lang ein, und halten Sie dann die Luft eine Sekunde lang an. Nun atmen Sie sieben Sekunden lang aus, gefolgt von einer Sekunde Atempause.

Die regelmäßige Durchführung dieses Meister-Rhythmus wird bei Ihnen gute Gedanken, gute Worte und gute Taten erzeugen, und sie wird in Ihnen jene Kanäle öffnen, welche die Verbindung mit dem Meister-Denken und der Schöpferkraft herstellen.

Dadurch haben Sie Zugriff auf alles Wissen, jede Autorität und auf alle Kräfte des Universums. Sie befinden sich „auf dem Weg“, und der große Lehrer, die Schöpferkraft, wird Ihnen persönlich alles beibringen, so dass Sie es nicht mehr nötig haben, anderen Lehrern oder irgendwelchen menschlichen Respektpersonen zu folgen.

ZWEITER TEIL

Die sechzehn
Kleinen und Großen Arkana,
die verschiedenen Zwecken dienen
und die dem eigentlichen Meister-System nachgeordnet sind

1. Kleines Arkanum: Der Herzensweg

Das älteste menschliche Symbol, die Swastika (das traditionelle indische Hakenkreuz), steht symbolisch für das Sich-Zusammenziehen des Herzens, wohingegen die Souwastika (das umgekehrte indische Hakenkreuz) das Sich-Ausdehnen beim Herzschlag repräsentiert. Im Mystizismus, im Okkultismus und in der Magie bezeichnen diese beiden Symbole zwei unterschiedliche Wege:

Erstens: Den Zustand, in dem das Herz verschlossen, der Verstand aber gleichzeitig offen ist. Dadurch werden Vernunft und Rationalität entwickelt. Dieser Weg wird durch das Symbol der Souwastika dargestellt, und es wird im Orient auch in diesem Sinne verwendet.

Zweitens: Das Symbol der Swastika repräsentiert den Zustand eines offenen Herzens, bei dem das Gefühlssystem ebenfalls offen ist. Durch diesen Weg wird Weisheit erlangt, und dieses Symbol wird vornehmlich im Abendland verwendet.

Ein anatomischer Querschnitt des Herzens zeigt übrigens, dass sich dort Muskeln in der Form der Swastika und der Souwastika befinden, welche sein Ausdehnen und Zusammenziehen steuern.

Der Herzensweg ist eines der sichersten Anzeichen für innere Erfüllung und spirituelle Entwicklung. Er erzeugt Liebe und Unterscheidungsvermögen, und er durchdringt alle geheimen und heiligen Lehren.

Setzen Sie sich an einem ruhigen Ort. Nehmen Sie die grundlegende Blickposition ein. Atmen Sie tief, und entspannen Sie sich dabei. Richten Sie Ihren Geist nach innen.

Legen Sie die Daumen, Ring- und kleinen Finger jeder Hand in die jeweilige Innenfläche, wobei Sie die Zeige- und Mittelfinger ausstrecken. (Diese stehen symbolisch für das Schicksal und das Lehren.)

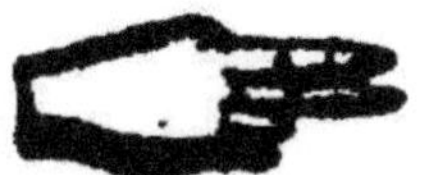

Die Handstellung von hinten gesehen.
Man nennt sie auch „die segnende, priesterliche Hand".

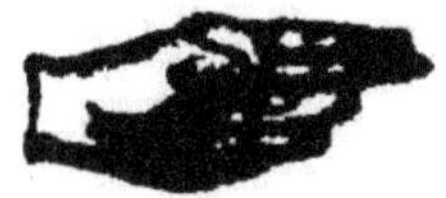

Die Handstellung von vorne gesehen.

Legen Sie diese ausgestreckten Finger beider Hände auf Ihr Herz. Nehmen Sie wahr, wie Ihr Herz schlägt, und konzentrieren Sie sich darauf, wie es sich mit Liebe füllt. Wiederholen Sie dabei innerlich und stumm das Wort „Liebe" mit jedem Herzschlag. Sie können auch damit experimentieren, das Wort LOB dabei zu verwenden. Von diesem Wort leitet sich nämlich etymologisch das Wort „Liebe" ab. Es repräsentiert die zwei Geräusche, die das schlagende Herz macht, nämlich Systole und Diastole: LOB und DOB.

Allmählich werden Sie sich bewusst werden, wie sich das Gefühl der Liebe in Ihrem Herzen immer weiter konzentriert. Dieses Gefühl der verdichteten Liebe, das Sie nun im Herzen erleben, äußert sich als Druckgefühl im Brustraum und in einer Empfindung, als sei dieser vollständig erfüllt.

Wenn dieses Gefühl nun seinen Höhepunkt erreicht, bedecken Sie sanft die rechte Hand mit Ihrer linken, und ziehen Sie dann ganz langsam die rechte Hand unter der linken weg, bis die Zeige- und Mittelfinger beider Hände wieder auf Ihr Herz weisen. Beide Hände liegen nun wie zuvor auf der Brust in der Stellung der segnenden Hand.

Mit jedem Herzschlag sollten Sie dann das Wort AL-IM innerlich sprechen. Dies ist das heilige Wort, welches das Herz öffnet. Wiederholen Sie mit jedem Herzschlag AL-IM, und dann begeben Sie sich imaginativ ins Innere Ihres Herzens, welches mit roten Wolken und rotem Nebel erfüllt ist. In seiner Mitte befindet sich ein Lichtbogen mit Waagschalen daran, welche das Unterscheidungsvermögen bergen. Über diesem Lichtbogen imaginieren Sie ein hell leuchtendes Pentagramm, mit einem allsehenden Auge in der Mitte.

Verehren Sie Ihr Herz, halten Sie Zwiesprache mit ihm, und strahlen Sie Liebe aus, mit dem Ziel, Verständnis zu erlangen, andere Menschen zu berühren, ihnen zu helfen und ihnen Segen zu bringen.

Wenn Sie damit fertig sind, bedecken Sie sanft die linke Hand mit Ihrer rechten, und ziehen Sie dann ganz langsam die linke Hand unter der rechten weg, bis die Zeige- und Mittelfinger beider Hände wieder auf Ihr Herz weisen. Beide Hände liegen nun wie zuvor auf der Brust in der Stellung der segnenden Hand.

Wiederholen Sie mit jedem Herzschlag innerlich das Wort „Frieden“, mit dem Sie nun Ihr ganzes Herz erfüllen.

Hiermit ist die Übung des Heiligen Herzens vollendet.

Vor jeder wichtigen Unternehmung sollten Sie zuerst Ihr Herz befragen, indem Sie die zwei Finger Ihrer linken Hand (Zeige- und Mittelfinger) in der beschriebenen Art und Weise darauf legen. Diese Geste können Sie auch zur Übertragung von Heilenergien benutzen.

2. Großes Arkanum: Ihre Wünsche manifestieren, die erste Methode

Diese Übung verwandelt Wünsche in reine Willenskraft und manifestiert sie dadurch. Sie ist ein großes hermetisches Arkanum. In ihm werden dieselben Energien gezielt eingesetzt wie auch beim sechsten Meister-Arkanum.

Diese Technik sollten Sie für alle wichtigen persönlichen Angelegenheiten nutzen. Sie sorgt nämlich dafür, dass Ihre Wünsche tatsächlich Wirklichkeit werden. Auch können Sie damit Ihre eigenen Krankheiten und die Anderer heilen.

Darüber hinaus wird diese Übung Sie gegenüber Schmerzen unempfindlich machen. Man bezeichnet dieses Phänomen als „Selbst-Anästhesie". Die regelmäßige Durchführung wird Sie in einen Trancezustand oder sogar in eine Katalepsie versetzen. Es ist sogar möglich, dass Sie dadurch in einen lethargischen Zustand gelangen, in dem all Ihre Körperfunktionen wie beim Winterschlaf herabgesetzt sind. Außerdem erweckt diese Technik die Schlangenkraft Kundalini im Körper.

Stehen Sie aufrecht, die Wirbelsäule ist gerade, der Kopf aufrecht, das Kinn leicht zur Brust hin angezogen. Atmen Sie tief ein und aus. Diese gesamte Übung sollten Sie mit halb geschlossenen Augen durchführen und dabei Ihren Blick nach innen richten. Blicken Sie dabei aber trotzdem in Richtung der Sonne, des Mondes oder einen Sterns, je nachdem, zu welcher Tageszeit Sie diese Übung durchführen.

Legen Sie Ihre Hände auf den Solarplexus, dorthin, wo Sie das untere Ende des Brustbeinknorpels spüren.

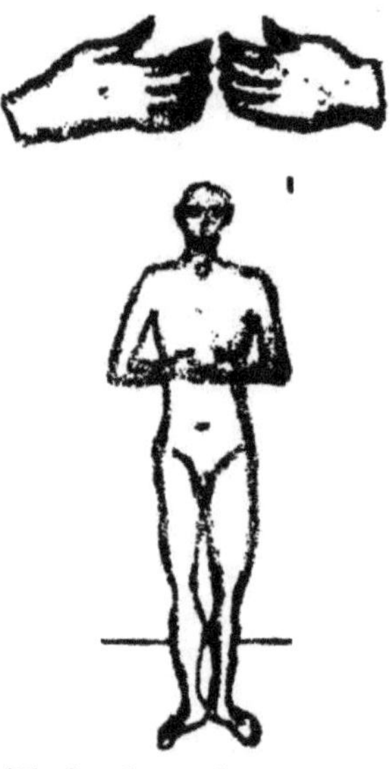

Blicken Sie auch bei dieser Technik wieder in Richtung der Sonne, des Mondes oder eines Sterns. Je nachdem, was Sie sich wünschen, können Sie sich die Himmelskörper auch gezielt aussuchen. Bei Dingen, die mit viel Aktivität verbunden sind, sollten Sie z.B. in Richtung der Sonne schauen, bei Liebesangelegenheiten z. B. in Richtung der Venus usw.

Lassen Sie Ihre Hände dort sanft ruhen, und denken Sie an das, was Sie sich wünschen. Halten Sie dann den Atem ganz leicht und ohne Anstrengung an, und lassen Sie Ihr Zwerchfell in kurzen, zuckenden Bewegungen vibrieren, wobei Sie den Atem kurz ein- oder ausströmen lassen, wie es sich ergibt. Tun Sie dies so lange, bis Sie den „Hunger" nach dem Begehrten in Ihrem Solarplexus spüren, idealerweise als tatsächliches Hungergefühl. Dies äußert sich auch oft in einer Hitzeempfindung.

Daraufhin entspannen Sie Ihre Bauchmuskulatur komplett, und stoßen Sie alle übriggebliebene Luft aus den Lungen aus. Drücken Sie dabei mit den Fingern beider Hände tief auf den Bauch, zwischen Brustbein und Rippen. Während Sie dies tun, senken Sie den Kopf, bis Ihr Kinn auf der Brust aufliegt.

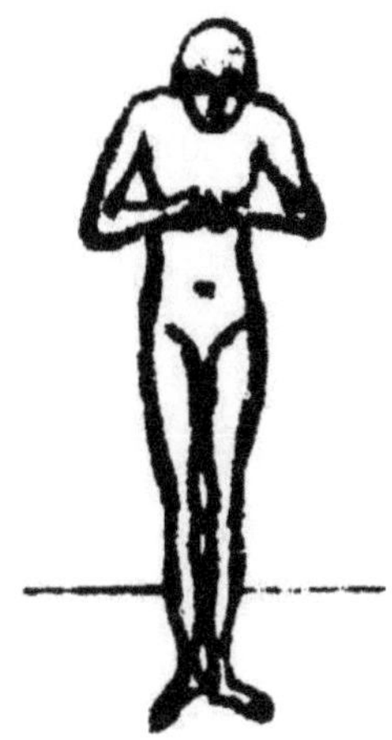

Nachdem Sie komplett ausgeatmet haben, machen Sie eine Pause von sieben Sekunden, in der Sie den Atem anhalten. Dabei drücken Sie mit Ihren Händen kräftig und mit einer rhythmischen Bewegung auf Ihren Bauch. Gleichzeitig drücken Sie Ihr Kinn auf den oberen Brustkorb, und konzentrieren Sie sich darauf, wie Sie den Wunsch in Ihrer Vorstellung wie ein reales, lebendes Wesen mit jeder Faser Ihres Seins umfassen.

Dann atmen Sie langsam ein und richten gleichzeitig Ihren Kopf allmählich auf. Halten Sie dabei aber den Druck auf den Solarplexus aufrecht. Atmen Sie ein, so weit es Ihre Lungen erlauben, wobei Sie den Kopf so lange anheben, bis er sich anfühlt, als würde er sanft nach oben gezogen. – So, wie man vielleicht betend nach oben schaut.

Verschließen Sie nun die Muskeln Ihrer Kehle, so dass die Luft nicht entweichen kann. Drücken Sie die Luft, die sich in den Lungen befindet, nach unten in Richtung Zwerchfell und Solarplexus, und drücken Sie auch mit Ihren Händen auf diesen Bereich.

Die durch den Luftdruck erzeugte Bewegung sollte die Finger wegbewegen. Hören Sie dann damit auf, die Hände auf den Bauch zu drücken. Sie befinden sich jetzt in einem unbewussten bzw. überbewussten Zustand. Die ganze Zeit des Atemanhaltens werden Sie darin verweilen.

Der Vorgang, die Muskeln der Kehle zu verschließen, wird in Ägypten durch das Ansata-Kreuz symbolisiert, und in Indien und Tibet mit bestimmten Schleifen dargestellt, in Persien wiederum mit gewissen Knoten usw.

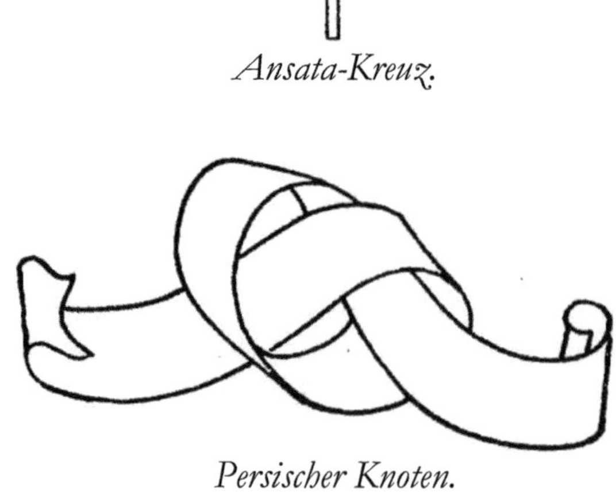

Ansata-Kreuz.

Persischer Knoten.

Das Verschließen der Kehle und die Verlagerung des Drucks in Richtung Diaphragma erzeugen einen Ruck im Solarplexus, welcher die spirituelle Energie des Verlangens durch die Wirbelsäule nach oben ins Gehirn schickt. Dies fühlt sich an, als ob die Hitze und der Druck in der Wirbelsäule nach oben steigen würden, bis sie die Zirbeldrüse und die Medulla oblongata (das verlängerte Rückenmark) erreichen und berühren.

Dort werden die Hitze und der Druck plötzlich und mit einem Schlag wahrgenommen. Daraufhin wandern diese beiden Empfindungen nach vorne zwischen die Augenbrauen. Dies geschieht mit einem neuerlichen Ruck, und schließlich erreichen sie die Schädeldecke.

Das Druckgefühl erfüllt dann den gesamten Kopf, so dass nach und nach die Gedanken einer nach dem anderen daraus verschwinden. Sie werden aus dem Gehirn geradezu herausgepresst, bis es schließlich nur noch vom Gedanken an den Wunsch durchdrungen ist, welcher das gesamte Bewusstsein erfüllt. So wird das Ich in Willenskraft verwandelt, welche das Begehren mit dem Objekt des Verlangens vereint, davon Besitz ergreift und es schließlich Realität werden lässt.

Wenn Sie mit diesen Energien arbeiten, ist es am besten, langsam und vorsichtig damit zu beginnen und bereits mit den anderen Übungen der Großen Meister-Arkana vertraut zu sein.

Wenn Sie sich in diesen un-bewussten bzw. über-bewussten Zustand versenken, werden Ihre Augen dabei defokussieren, was zur Folge hat, dass Sie Ihre Umgebung nur noch verschwommen wahrnehmen. Dies ist jedoch ganz normal, und bei dieser machtvollen Übung der Meister, der Herrscher und eingeweihten Hohepriester zu erwarten.

Der Manifestationsvorgang, den diese Technik erzeugt, wurde in der römischen Antike symbolisch dargestellt durch den Caduceus. Dies ist der Stab des Gottes Hermes. Mal ist er selbst geflügelt, mal sind es die beiden geflügelten Schlangen, die sich in Richtung seiner Spitze winden. Diese Symbolik bedeutet: Der Götterbote Hermes (oder Merkur) trägt auf den Flügeln seines Willens den Wunsch bzw. den Befehl, den der Meister verkündet.

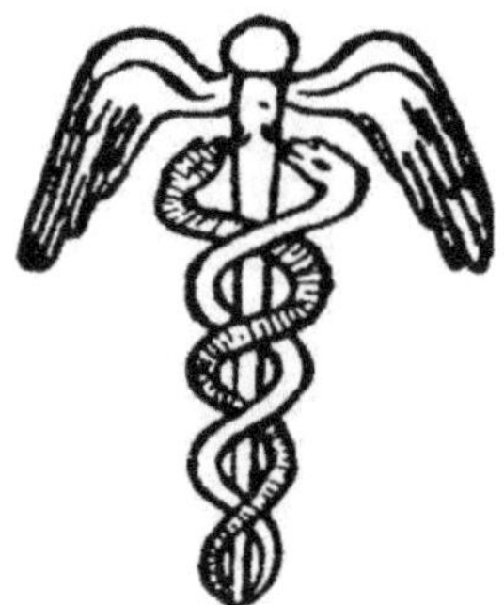

Hermesstab.

Dieselbe Symbolik gilt auch für den geflügelten Skarabäus der Ägypter. Er stellt den menschlichen Schädel dar, der von einem einspitzigen Wunsch erfüllt ist.

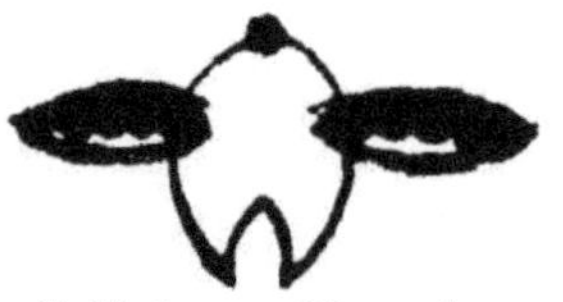

Stilisierter Skarabäus.

Im Orient wird dieser Vorgang dagegen in Form eines tatsächlichen Schädels symbolisiert. Auch in der christlichen Sakralkunst taucht der Totenschädel häufig in diesem Sinne auf.

3. Großes Arkanum: Das Aussenden schützender Energien: Das Pentagrammritual

Mit dieser Übung senden Sie Energien nach außen. Man führt diese Technik durch, damit man um sich herum eine feinstoffliche „Mauer" des absoluten Schutzes gegen widrige Kräfte und Gedanken errichtet. Außerdem ist dies eine mächtige und furchterregende Waffe, um Feinde zu besiegen und zu vernichten.

Blicken Sie in Richtung Norden. Zuerst führen Sie die zwölf vollständigen Meister-Atmungen durch (wie beim ersten Meister-Arkanum beschrieben), wobei Sie sitzen sollten:

- Sieben Sekunden einatmen,
- eine Sekunde den Atem anhalten,
- sieben Sekunden ausatmen,
- eine Sekunde den Atem anhalten.

Dieser gesamte Vorgang wird zwölf Mal wiederholt.

Stellen Sie sich dann aufrecht hin, mit erhobenem Haupt, das Kinn leicht zur Brust angezogen. Der rechte Fuß steht vorne, wie beim zweiten Meister-Arkanum.

Atmen Sie nun tief ein, und zeichnen Sie folgendermaßen ein Pentagramm in die Luft: Bewegen Sie dazu Ihren rechten Arm nach links, ungefähr auf Höhe Ihrer linken Hüfte. Dabei ist Ihre Hand geschlossen, nur der Zeigefinger ist ausgestreckt. Diese gesamte Technik wird mit ausgestrecktem Zeigefinger durchgeführt, so als ob Sie damit in die Luft schreiben würden.

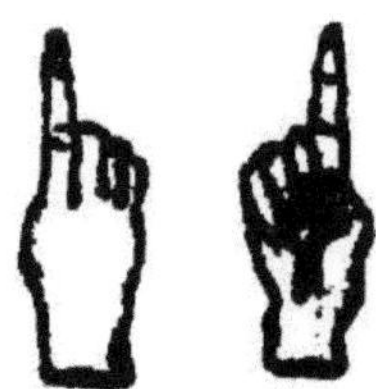

Die Handstellung.

Zeichnen Sie nun eine Linie nach oben, wobei Sie an ihrer linken Körperseite beginnen.

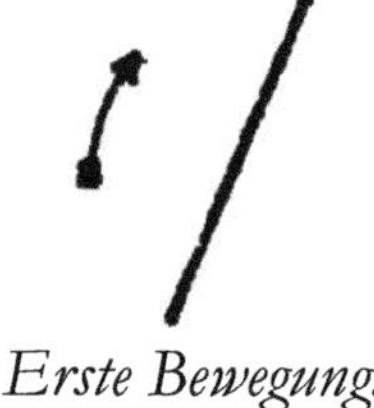

Erste Bewegung.

Die Spitze des Pentagramms wird sich somit über ihrem Kopf befinden. Nun bewegen Sie Ihren Arm nach rechts unten, ungefähr auf Höhe der rechten Hüfte, dann wieder hoch zur linken Schulter, dann horizontal zur rechten Schulter. Danach bewegen Sie Ihren Arm nach unten links, sodass Sie mit dieser Bewegung das Pentagramm schließen.

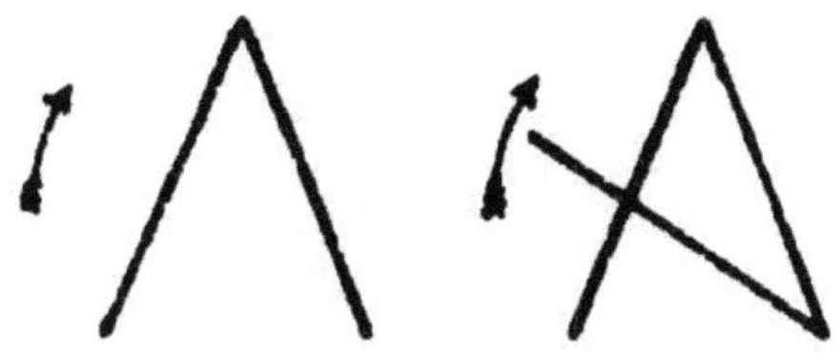

Zweite und dritte Bewegung.

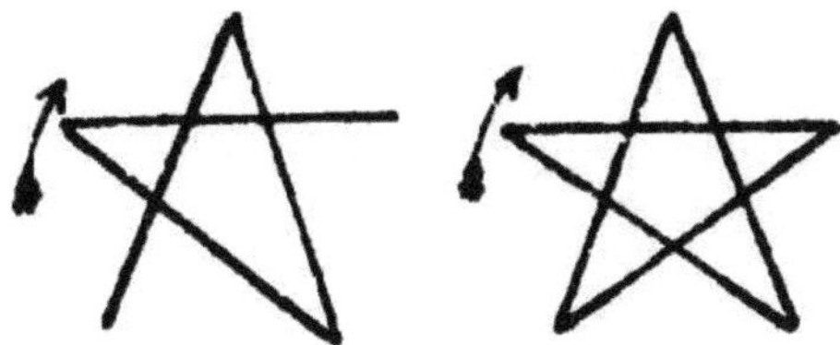

Vierte und fünfte Bewegung. Nun ist das Pentagramm fertig.

Ohne den Fluss der Bewegung zu unterbrechen, zeichnen Sie nun einem großen Kreis um das Pentagramm herum.

Beschreiben Sie dann – immer noch ohne einen Bruch in der Bewegung – einen Halbkreis in Richtung der Mitte des Pentagramms, während Sie gleichzeitig mit dem rechten Fuß einen Ausfallschritt nach vorne ausführen. Dabei stechen Sie mit dem ausgestreckten Zeigefinger ins Zentrum des Pentagramms. Der Kreis und der Halbkreis, welche Sie zeichnen, beschreiben zusammen eine Spirale, die von links nach rechts in die Luft gezeichnet wird.

Das fertige Pentagramm mit Kreis und Spirale.

Während Sie das Pentagramm in die Luft zeichnen, intonieren Sie dabei das heilige Mantra (das aus dem *Zend-Avesta* stammt) „YAT-HA-AH-HU-VO“ wie folgt:

1. Strich: YAT
2. Strich: HA
3. Strich: AH
4. Strich: HU
5. Strich: VO.

Wenn Sie danach die Spirale zeichnen und den Ausfallschritt nach vorne durchführen, intonieren Sie dabei das Mantra „OM“, wobei Sie den Rest Ihres Atems dazu nutzen, diese Silbe möglichst lange zu summen.

Lassen Sie dann Ihre Hand und den Arm entspannt zur Seite herabsinken. Diesen gesamten Vorgang wiederholen Sie so oft, wie es für nötig erachten, aber höchstens zwölf Mal, wobei Sie permanent in Richtung Norden blicken.

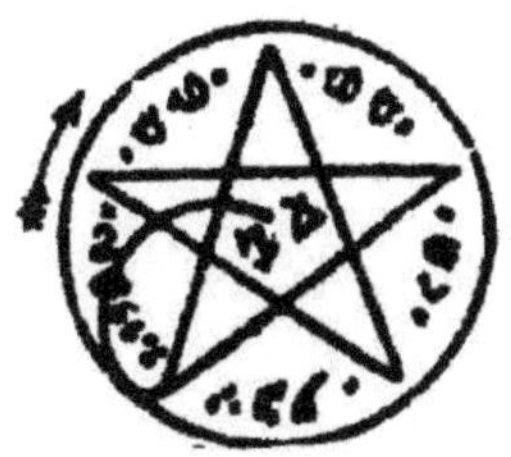

Das Pentagramm mit dem Zend-Mantra, geschrieben in den Schriftzeichen des Zend-Avesta:

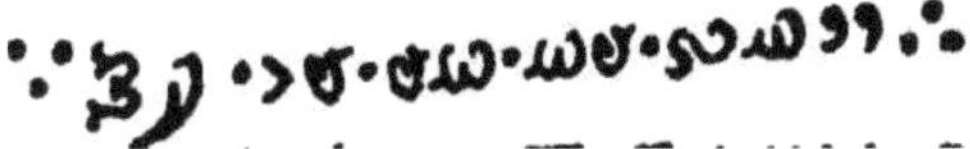

Um eine energetische Schutzwand überall um sich herum aufzubauen, können Sie diese Technik jedoch in alle vier Himmelsrichtungen ausführen, außerdem noch zusätzlich nach oben und nach unten. Hierbei zeichnen Sie aber nur das Pentagramm, ohne die Spirale und den Ausfallschritt nach vorne durchzuführen.

Das Mantra *„YAT-HA-AH-HU-VO“* bedeutet: „Der Wille des Herrn ist Macht! Er ist ein Blitz, der zur Erde fährt!“

Dieses Wort gleicht dem Krähen eines Hahns, der das Heim bewacht, und so sollten Sie es hierbei auch intonieren. Das Mantra *„OM“* repräsentiert hier den Klang des brüllenden Löwen, und Sie sollten es auf diese Weise ertönen lassen.

Führen Sie dieses Ritual nur durch, wenn Sie genau wissen, dass Ihnen nichts anderes übrigbleibt und dass es im Einklang mit den kosmischen Gesetzen geschieht.

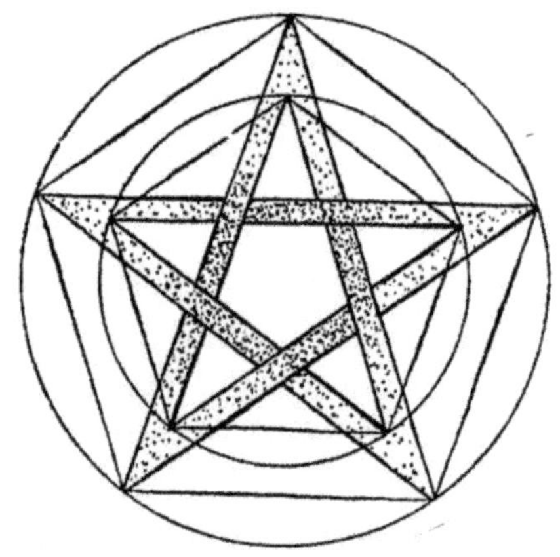

Das Pentagramm. Der Fünfstern: Er repräsentiert die Krone, die Macht und die Liebe sowie die fünf Punkte des ewigen Bundes.
Der Stern der Erlösung. Der Stern des Menschen. Der Stern des Erlösers.
Der Stern der Sinne. Der Morgenstern. Der allerhellste Stern.
Der Stern der weisen Meister. Der Stern der Elemente.

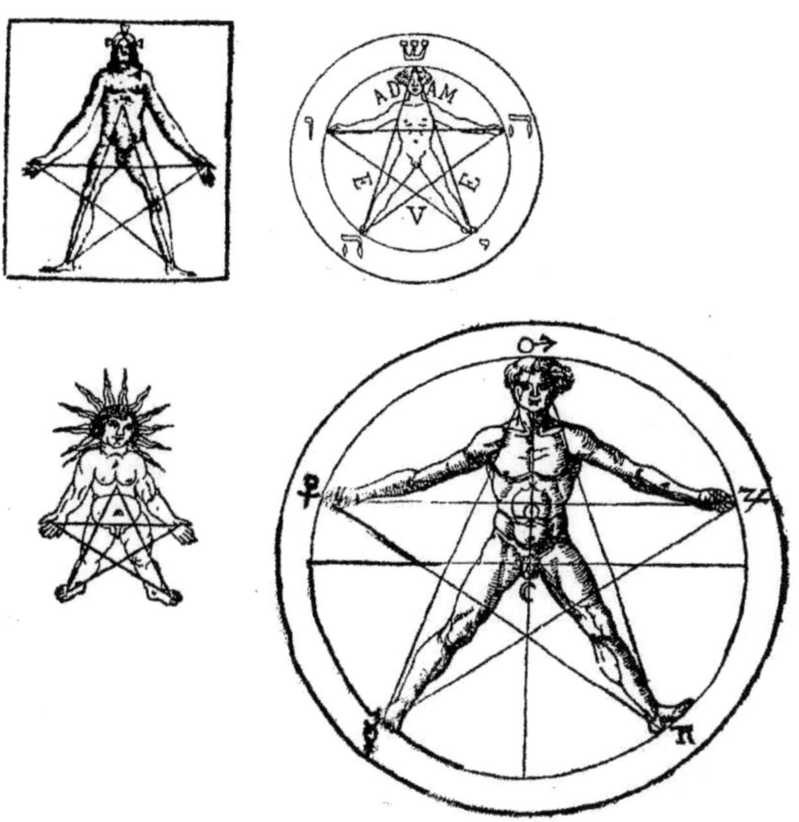

Der Mensch im Pentagramm: Der Mikrokosmos, der den Makrokosmos widerspiegelt bzw. der Makrokosmos, in dem sich der Mikrokosmos reflektiert. Das Mysterium der heiligen Meisterschaft und Herrschaft.

4. Kleines Arkanum: Die Lebensenergie erwecken

Setzen Sie diese Übung ein, wenn Sie körperlich, mental oder psychisch müde bzw. erschöpft sind, oder vor jeder neuen Aufgabe, die sich Ihnen stellt. Sie können sie auch gut anwenden, um sich energetisch aufzuladen, wenn Sie vor einem Publikum sprechen müssen.

Diese Übung schenkt Ihnen Wachheit, und sie erweckt die magnetischen und elektrischen Energien Ihres Körpers. Sie hilft Ihnen auch, einen klaren Durchblick zu entwickeln. Dies ist eine Technik, die sehr rasch wirkt.

Entspannen Sie sich entweder im Sitzen oder im Stehen so vollständig wie möglich. Ihre Wirbelsäule ist dabei aufrecht, der Kopf ebenfalls. Atmen Sie dann einige Male tief ein und wieder aus. Schließlich atmen Sie möglichst vollständig aus.

Daraufhin atmen Sie sieben Sekunden ein, wobei Sie Ihren ganzen Oberkörper stark anspannen: Ihren Brustkorb, die Schultern, die Arme, den Nacken, den Kiefer, die Unterarme und Ihre Hände, welche Sie zu Fäusten ballen. Dann zucken Sie rhythmisch mit all diesen angespannten Muskeln, ohne die Spannung loszulassen, wobei Sie den Atem sieben Sekunden lang anhalten.

Atmen Sie nun schnell und vollständig aus, wobei Sie Ihre Muskeln wieder entspannen, den Mund öffnen und den Laut „HA“ intonieren.

Diese Übung sendet Energieströme in Ihre Zirbeldrüse und ins verlängerte Rückenmark. Dabei stimuliert sie diese wichtigen Körper- und Energiezentren sehr intensiv. – Auf diese Weise wird auch die schlummernde Schlangenkraft in der Wirbelsäule erweckt. Die Kundalini erhebt aufmerksam ihren Kopf und streckt ihn aufwärts.

Wenn Sie Ihren Kiefer anspannen, kann es sein, dass Sie dabei einen Klang wie von zarten Silberkettchen hören. Das ist normal und sogar wünschenswert.

5. Kleines Arkanum:
Heilenergie übertragen

Diese Technik dient dazu, Wunden zu heilen, Blutungen zu stoppen, Schmerzen zu vertreiben und die Heilenergien in den Organen zu wecken.

Um einen raschen und einfachen Zugang zu verletzten oder kranken Körperteilen entweder bei Ihnen oder bei anderen zu erlangen, atmen Sie einige Sekunden lang tief ein.

Daraufhin bringen Sie Ihren Mund an eine Stelle, die etwa zwei bis fünf Zentimeter von jenem Körperteil entfernt ist, welchen Sie heilen wollen. Atmen Sie nun durch die Nase ein und durch den Mund wieder aus, während Sie auf die betroffene Stelle hauchen und gleichzeitig sehr leise und stimmlos diese Silben wispern:

„YAT-HA-AH-HU-VAI-RIO!“ – „OM.“

Das Hauchen der abschließenden Silbe „OM“ geschieht so lange, bis die Ausatmung vollständig ist.

Auch das Mantra „YAT-HA-AH-HU-VAI-RIO[12]“ stammt aus dem *Zend-Avesta.* Es bedeutet: „Der Wille des Herrn ist das Gesetz der Heiligkeit!“

Diesen Vorgang führen Sie einige Minuten lang durch. Dann senden Sie ein geflüstertes Gebet, um Heilkraft zum betroffenen Körperteil zu schicken und ihn wieder in seinen ursprünglichen, gesunden Zustand zurückzuversetzen.

Das Mantra „Yat-Ha-Ah-Hu-Vai-Rio“
in den Schriftzeichen des Zend-Avesta.

Abhängig vom Beschwerdebild des betroffenen Körperteils sollten Sie bei der Behandlung folgendes beachten:

Wenn diese Stelle heiß oder fiebrig ist, imaginieren Sie dabei, dass Kühle dort hineinströmt. Ist der leidende Körperteil hingegen unterkühlt und blutleer, sollten Sie ausatmen und dabei imaginativ Hitze hineinsenden.

Falls möglich, legen Sie dabei Ihre Hände folgendermaßen auf: Halten Sie die rechte Hand auf den betroffenen Körperteil, während die linke direkt auf der gegenüberliegenden Körperseite liegt. Sie können auch damit experimentieren, die Hände nur über die Stelle zu halten, ohne den Körper zu berühren.

[12] Die korrekte Schreibweise lautet: Yathâ ahũ vayrŏ.

Sie sollten auf keinen Fall die Person, die Sie behandeln, die Worte des Mantras hören lassen, sondern sie unvernehmbar auf den betroffenen Körperteil übertragen. *Dieser* wird Sie hören und dann entsprechend darauf reagieren.

6. Kleines Arkanum: Dem Klanglosen Klang lauschen: „AUM" – Die Stimme der Stille

Diese Technik versetzt Sie in die Lage, die Schwingung der Welt zu hören sowie den Klang jenes Rhythmus zu vernehmen, welcher das Universum durchdringt: nämlich das Heilige Mantra „AUM".

Setzen Sie sich auf einen Stuhl. Ihre Wirbelsäule bleibt gerade und nicht gekrümmt, auch wenn Sie sich leicht nach vorne lehnen. Vor Ihnen befindet sich ein Tisch, der so hoch ist, dass Sie sich darauf bequem mit den Ellbogen auf einem Kissen abstützen können. Ihr Kopf ruht auf den Innenflächen Ihrer Hände. Augen, Stirn und die oberen Wangen liegen jeweils auf den vier Fingern jeder Hand. Die Daumen werden dabei nicht eingesetzt. Sie werden aber mit Speichel benetzt und in die jeweiligen Gehörgänge eingeführt, so dass sie alle äußerlichen Geräusche abschirmen.

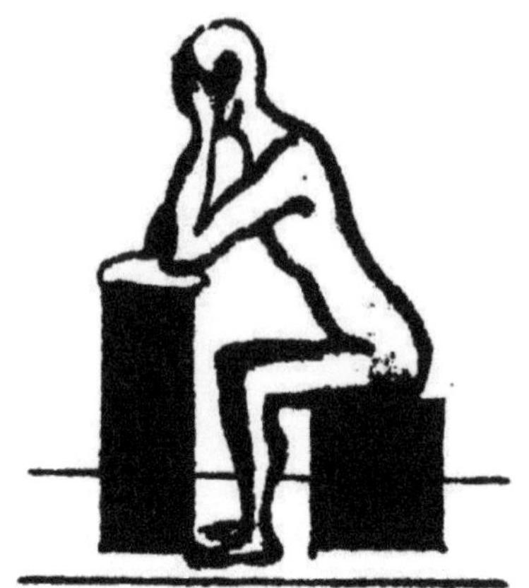

Die korrekte Körperhaltung, um das AUM zu hören.

Nehmen Sie nun zwölf tiefe Meister-Atemzüge, indem Sie sieben Sekunden einatmen, eine Sekunde lang die Luft anhalten, sieben Sekunden lang ausatmen und anschließend wieder eine Sekunde den Atem anhalten. Entspannen Sie sich danach vollständig.

Schließen Sie nun die Augen, und richten Sie mit geschlossenen Lidern Ihren Blick nach oben. Sie können auch Ihre Augen so weit wie möglich nach oben verdrehen und sie gleichzeitig nach innen richten, so, als würden Sie versuchen, die Innenseite Ihrer Stirn zwischen den Augenbrauen zu betrachten.

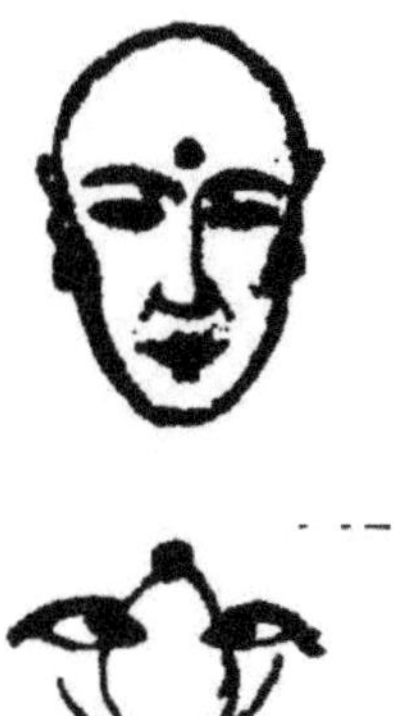

Die Augenposition. Diese Stellung nennt man: „zur Bergspitze emporblicken", zur „Urna", dem Dritten Auge.

Lassen Sie dann alle Spannungen im Körper los, und konzentrieren Sie sich auf Ihr linkes Innenohr. Anfangs werden Sie dabei lediglich das Blut in Ihren Adern rauschen hören. Dieses Geräusch wird nach einer Weile abklingen, woraufhin Sie einen hohen Klang wie von einer Trompete wahrnehmen werden. Nach einer Weile vernehmen Sie dann ein Brummen wie das einer summenden Biene, gefolgt vom Klingeln eines Glöckchens, welches allmählich ebenfalls vertönt. Danach werden Sie eine Flöte hören, deren Töne ebenfalls verklingen. Schließlich vernehmen Sie tief in sich das Tönen des Weltenrhythmus: nämlich die heilige Silbe „AUM".

Lauschen Sie beharrlich darauf, und sie werden Einsicht erlangen.

Versetzen Sie immer wieder regelmäßig in diesen Zustand, und verweilen Sie darin so lange, wie Sie können oder wollen. Erfahren Sie dabei den wahren Klang des AUM, und versuchen Sie, ihn permanent zu verinnerlichen.

Um hierbei möglichst rasch gute Ergebnisse zu erlangen, können Sie zu Beginn dieser Übung zuerst das zweite Meister-Arkanum durchführen.

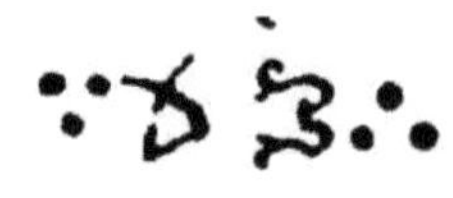

7. Großes Arkanum: Konzentration, Meditation, Kontemplation

Diese Techniken verleihen Ihren Konzentrations-, Meditations- und Kontemplationskräften die Fähigkeit, den allumfassenden Äther zu überbrücken. Sie schulen Ihr Inneres Sehen sowie die Fähigkeit, Dinge zu schauen, die physisch nicht anwesend sind. Hellsichtigkeit, die Fähigkeit, Gedankenformen zu lesen, das Aura-Sehen und die Gabe der Psychometrie werden ebenfalls auf diese Weise entwickelt.

Setzen Sie sich mit aufgerichteter Wirbelsäule gerade auf einen Stuhl. Blicken Sie dabei – wie gewohnt – in Richtung des aktuellen Sonnenstands. Führen sie nun das erste Meister-Arkanum vollständig durch. Danach fahren Sie mit der folgenden Konzentrationsübung fort:

Bringen Sie sich einen beliebigen Gedanken, auf welchen Sie sich konzentrieren wollen, klar zu Bewusstsein. Formulieren Sie ihn einfach und möglichst präzise verbal, und verankern Sie ihn in Ihrem Bewusstsein. Richten Sie Ihre Augen dabei nach innen und so weit nach oben, wie das bequem können. Halten Sie Ihre Lider möglichst locker geschlossen.

Sie werden im Inneren Ihrer Stirn an einem Punkt zwischen Ihren Augenbrauen einen leichten Druck oder eine leichte Spannung wahrnehmen. Es kann sein, dass sich dieses Gefühl manchmal wie sanftes Kneifen anfühlt. Konzentrieren Sie sich auf diese Empfindung, und achten Sie darauf, dass sie nicht nachlässt, wobei Sie Ihrem Atem und Ihrem sonstigen Körper keine weitere Aufmerksamkeit schenken. Wenn Sie dabei hin und wieder bemerken, dass Sie nach dem Ausatmen oder mittendrin die Luft anhalten, ist dies normal und sogar erwünscht.

Den Gedanken, auf den Sie sich konzentrieren, sollten Sie jetzt in jenen Punkt zwischen Ihren Augenbrauen hineinsenden, wo Sie den Druck verspüren. Halten Sie den Gedanken und das Druckgefühl aufrecht. Wiederholen Sie den Gedanken mal direkt vor dem Druckpunkt, dann wieder mittendrin, wobei Sie ihn auf alle mögliche Arten und Weisen zerteilen und in die einzelnen Worte und Buchstaben zerlegen, aus denen er besteht.

Auf diese Weise werden Sie Verständnis erlangen. Dies nennt sich *„Achtsame Beobachtung"*, und manchmal werden Sie dabei vor Ihren Augen ein Licht sehen, welches die Form eines Punktes annehmen kann, eines Sterns, eines Auges, einer Vision des Himmlischen Vaters oder eines Schutzengels. Diese Dinge zu sehen, bedeutet, dass Sie eine weitere Stufe der Konzentration erreicht haben, die einsetzt, wenn dem Gedanken ein spiritueller Inhalt innewohnt. Dann mündet diese Technik in den Zustand der *Meditation.*

Wenn sich Ihre Aufmerksamkeit aber auf weltliche Dinge und Fragen richtet, ist das Resultat der Übung eher ein Zustand der *Kontemplation.* Jede dieser beiden höchsten Stufen nimmt aber ihren Anfang in der *Konzentration.*

Eine genaue Definition dieser Vorgänge lautet daher wie folgt:

1. Der Beginn ist die *Achtsamkeit.*
2. Die Aufmerksamkeit auf das Objekt zu richten, ist dann *Konzentration.* Man nennt dies auch „das Herz in Einklang mit dem Gedanken zu bringen".
3. Eins mit dem Gedanken zu werden, mündet schließlich in die *Meditation.* Abhängig von seinem spezifischen Inhalt kann es aber sein, dass man auf der Ebene der *Kontemplation* verbleibt. Dies ist der Fall, wenn der Gedanke einen weltlichen Inhalt besitzt.

Während der Meditation bzw. der Kontemplation sollten Sie sich stets darum bemühen, sich für das innere Licht zu öffnen. – Dann wird es auch tatsächlich zu Ihnen kommen, so hell, dass der Schein der Sonne sich dagegen wie ein Schatten ausnimmt! Es ist real und in jedem Existenzbereich wahrnehm- und sichtbar: sowohl auf der physischen Ebene, der mentalen, der spirituellen und der übersinnlichen. Dies ist die Erleuchtung, „das Licht".

Darüber hinaus kann es sein, dass Sie in diesem passiven Zustand Orte, Gegenstände, Personen und Ereignisse wahrnehmen, die tatsächlich existieren und geschehen. Dann sind Sie in einen Zustand der Hellsichtigkeit eingetreten. Um die Entwicklung dieser Fähigkeit zu unterstützen, können Sie folgende Übung mit sehr viel Bedacht und aller gebotenen Vorsicht durchführen:

Augentraining zur Entwicklung der Hellsichtigkeit

- Gewöhnen Sie sich nach und nach daran, sehr kurz (!!!) ins direkte Sonnenlicht zu sehen, bevor diese die Mittagslinie (den Meridian) überschreitet. Schauen Sie außerdem morgens und abends kurz (!!!) in den Sonnenauf- bzw. -untergang. Richten Sie Ihren Blick sofort danach auf einen dunklen Punkt oder eine dunkle Fläche, um so das Nachbild der Sonne auf Ihrer Netzhaut zu betrachten. Zu diesem Zweck können Sie alternativ auch Ihre Augen einfach schließen. Versuchen Sie, dieses Nachbild möglichst konstant aufrecht zu erhalten, und arbeiten Sie daran, dass es sich Ihnen nähert, und zwar bis auf eine Entfernung von ca. 30 bis 90 cm. Sie werden feststellen, dass das Bild, welches Sie erblicken, sich allmählich in etwas verwandelt, das aussieht wie ein Spiegel aus poliertem Glas oder Metall. In ihm können Sie die Widerspiegelung Ihres Gesichts sehen und auch andere Dinge und Gegenstände.

- Führen Sie diese Übung auch mit dem Mond, mit Planeten und mit Sternen durch, bevor diese die Mittagslinie (den Meridian, dieser ist ungefähr mit dem Horizont gleichzusetzen) überschreiten. Hier können Sie natürlich wesentlich längere Zeiten damit verbringen, in diese Lichtquellen zu schauen.

- Um diese Form des Sehens zu entwickeln, wird es Ihnen außerdem helfen, wenn Sie die Übung mit einer blauen 100-Watt-Glühbirne durchführen, die sich in ungefähr einem Meter Abstand von Ihnen befindet.

- Trainieren Sie, Ihre Augenmuskulatur zu beherrschen, indem Sie abwechselnd mit offenen und fest geschlossenen Augen Ihre Augäpfel rollen. Sie sollten sich währenddessen bemühen, so weit wie möglich hinter sich zu blicken, und Sie sollten ebenfalls versuchen, auf- und abwärts zu sehen, ohne dabei den Kopf zu bewegen. Vermeiden Sie dabei aber jede Anstrengung, und lassen Sie die Beherrschung dieser Muskeln sich organisch entwickeln.

- Rollen Sie Ihre Augen, wobei Sie damit verschiedene geometrische Figuren beschreiben (Kreis, Dreieck, Quadrat, Pentagramm etc.).

- Lernen Sie, Ihre Augen so zu verdrehen, dass sie schielen, und blicken Sie dabei auf den „Urna-Punkt“ (das dritte Auge) zwischen Ihren Augenbrauen, und schielen so auch so, dass Sie auf Ihre Nasenspitze blicken.

- Üben Sie, schielend geometrische Figuren mit Ihren Augen zu beschreiben.

- Schärfen Sie Ihren Sehsinn, indem Sie ein Auge geöffnet haben, während Sie das andere schließen.

Nun folgt eine Übung, die man verwendet, um mit dem Blick den allumfassenden Äther zu überbrücken, und dadurch Hellsichtigkeit zu erlangen:

Setzen Sie sich aufrecht hin, und entspannen Sie sich. Schließen Sie die linke Hand, lassen Sie dabei aber den Zeigefinger ausgestreckt. Bedecken Sie die Linke mit der Rechten, so dass Mittelfinger, Ring- und kleiner Finger der rechten Hand fest auf ihren drei Gegenstücken der linken Seite aufliegen.

Der Zeigefinger der rechten Hand ist ebenfalls ausgestreckt, seine Spitze berührt den Zeigefinger der linken Hand, die Daumen beider Hände berühren sich ebenfalls. Bewegen Sie nun die Zeigefinger beider Hände auseinander und zwar auf eine Entfernung, die ungefähr so groß ist wie die Entfernung zwischen Ihren beiden Pupillen.

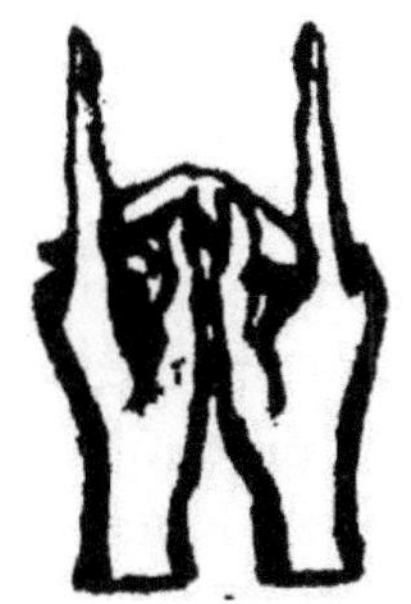

Die Handstellung.

Halten Sie jetzt die Hände etwa auf Armlänge von Ihren Augen entfernt. Schauen Sie dabei mit defokussiertem Blick auf Ihre Zeigefinger, bis Sie in der Mitte dazwischen einen dritten, eine Art „Phantom-Finger“ sehen können, der durch die überlappenden optischen Eindrücke der eher verschwommen wahrnehmbaren beiden Zeigefinger entsteht.

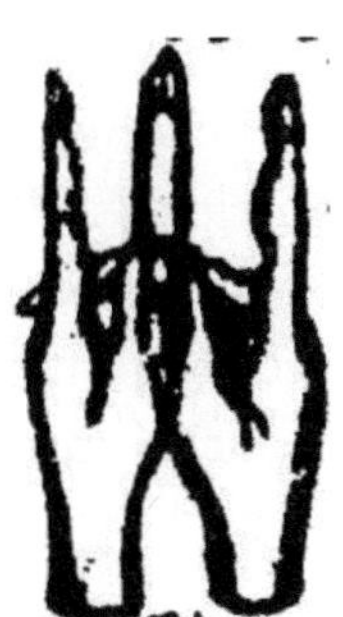

Durch die Überlagerung der optischen Eindrücke entsteht zwischen den beiden Zeigefingern ein dritter „Phantom-Zeigefinger“.

Betrachten Sie diesen aus zwei optischen Eindrücken zusammengesetzten „Phantom-Finger“, bis Sie ihn klar und deutlich wahrnehmen können, so lange, bis er Ihnen absolut real erscheint. Bewegen Sie Ihre Hände dann abwechselnd von sich weg, und führen Sie wieder zu sich hin, und versuchen Sie dabei, das optische Bild des „Phantom-Fingers“ stabil zu halten.

Eine weitere Übung zur Entwicklung der Hellsichtigkeit: Zünden Sie zwei Kerzen an, und stellen Sie diese in einem Abstand von ungefähr sechzig Zentimetern bis einem Meter vor sich hin, wobei die Entfernung zwischen den beiden Kerzen ca. fünf bis acht Zentimeter beträgt.

Schauen Sie nun auf diese beiden Kerzen, so lange, bis sie dazwischen durch Überlagerung der optischen Eindrücke eine dritte „Phantom-Kerze“ sehen können. (Wie zuvor bei der Übung mit dem „Phantom-Finger“.) Experimentieren Sie mit dieser Übung, indem Sie den Abstand zwischen den beiden Kerzen und zwischen Ihnen und den Kerzen variieren.

- Eine weitere Übung: Blicken Sie einem anderen Menschen in die Augen, bis Sie dazwischen durch Überlagerung der optischen Eindrücke ein drittes „Phantom-Auge“ sehen können. Trainieren Sie, den Eindruck dieses dritten Auges stabil zu halten, so dass es sich nicht bewegt. Diese Technik wird Ihnen große Macht über Menschen und Tiere verleihen.

- Beim nächsten Schritt in der Entwicklung der Augen geht es darum, die optische Einstellungsweite über verschiedene Entfernungen zu trainieren und bewusste Kontrolle darüber zu erlangen. Nehmen Sie einen Gegenstand, und halten Sie ihn nicht allzu weit von den Augen entfernt. Nachdem Sie ihn sich angeschaut haben und Ihre Augen sich an die Entfernung gewöhnt haben, nehmen Sie dieses Objekt schnell weg, halten Sie Ihre Augen aber auf den Punkt gerichtet, wo es sich zuvor befunden hat. Die Dinge, welche sich hinter diesem Punkt befinden, werden dann verschwimmen. Üben Sie dies solange, bis Sie die Einstellungsweite Ihres Blickes über verschiedene Entfernungen nach Belieben beherrschen können.

- Eine weitere Übung: Blicken Sie auf die Staubkörner, die in der Luft nahe bei Ihnen wirbeln, und sehen Sie dann entfernungsmäßig über diese hinaus, ohne den Fokus Ihres Blicks dabei zu verändern. Auf diese Weise entwickeln Sie Ihr Inneres Auge.

- Richten Sie Ihren Blick auf einen Gegenstand, der sehr weit entfernt ist, und halten Sie einen anderen Gegenstand in Ihr Blickfeld, der sehr viel näher ist (höchstens eine Armlänge entfernt), ohne das Sie dabei Ihren in die Weite gerichteten Blick verändern. Sie werden dann quasi durch den nahen Gegenstand „hindurch sehen". Üben Sie dies so lange, bis Sie gezielt durch Dinge hindurchblicken können. Auf diese Weise entwickeln Sie die Fähigkeit der Fernsicht.

Nun können Sie sich in der Kristallschau üben. Diese Technik fördert einerseits Ihre Hellsichtigkeit, also eine passive Fähigkeit. Andererseits können Sie dadurch lernen, Ihre Gedanken aktiv über weite Distanzen auf andere Menschen zu übertragen. Setzen Sie sich dazu auf einen Stuhl, entspannen Sie sich, und führen Sie die Übung des ersten Meister-Arkanums durch. Sie sollten sich wie gewohnt in Richtung des derzeitigen Sonnenstands setzen.

Vor Ihnen befindet sich ein Tisch, auf dem Sie Ihre Ellbogen abstützen können. Der obere Teil Ihres Gesichts ruht dabei auf den Handinnenflächen und den Fingern. Legen Sie aber beide Daumen hinter Ihre Ohren.

Auf dem Tisch steht eine Kristallkugel auf einem Ständer, so dass sie sich etwas über Ihrer Augenhöhe befindet. Sie können dazu eine Kugel aus Glas, aus Bergkristall, Turmalin, Beryll, einen Magischen Spiegel, eine mit Wasser gefüllte Schale oder sogar eine Schale mit einem Feuer darin verwenden.

Hinter Ihnen befindet sich eine einzelne brennende Kerze, während vor Ihnen die Kugel steht, hinter der eine dunkle Fläche aufgespannt sein soll, vorzugsweise aus schwarzem Samt.

Blicken Sie nun auf die Kugel, und konzentrieren Sie sich darauf. Überbrücken Sie mit Ihrem Blick sachte die Distanz zwischen Ihnen und der Kugel, bis Sie die Kerze als doppelte Spiegelung darin erblicken. Schauen Sie geduldig und ruhig hinein, dann werden irgendwann Dinge in Ihrem Blickfeld erscheinen, welche nach und nach immer klarer werden.

Führen Sie diese Übung täglich stets zur gleichen Zeit durch. Die Dauer sollte zwischen fünf und dreißig Minuten betragen. Währenddessen sollten Sie nicht blinzeln, was Ihnen nach einer Weile des Trainings leicht fallen wird.

- Sie können auch innerlich Formen oder Gegenstände erschauen, wenn Sie Ihre rechte Hand auf Ihr Gesicht halten und damit sanft auf Ihren Nasenrücken und die Nasenwurzel drücken, während Sie dabei Ihre Augen geschlossen halten. Dann werden Sie nach einer Weile die Umrisse von Dingen vor dem dunklen Hintergrund ihrer geschlossenen Lider erblicken, und diese Formen besitzen oft symbolischen Charakter. Diese Unterübung ist sehr gut, um das Lesen von Gedankenformen zu erlernen.

- Wenn das Wetter warm und angenehm ist, legen Sie sich auf den Rücken ins Gras, in den Sand oder auf die Erde, und verschränken Sie Ihre Arme hinter Kopf und Nacken. Blicken Sie nun in den blauen Himmel, und versuchen Sie, so tief wie möglich hineinzusehen.

- Führen Sie diese Übung auch nachts durch, wobei Sie versuchen, die Sterne so deutlich wie möglich zu sehen und in ihre Tiefe zu schauen. Dadurch werden Ihre Augen gegenüber der ultravioletten und der Infrarot-Strahlung empfänglich, und dieser Umstand entwickelt Ihre Fähigkeit, die Aura von Menschen und anderen Lebewesen zu erschauen. Zudem können Sie übersinnliche Informationen empfangen, die in einem Gegenstand gespeichert ist und die mit seiner Geschichte zu tun haben und mit jenen Personen, die damit in Kontakt waren. Dies ist die Fähigkeit der Psychometrie.

- Für telepathische Gedankenübertragungen führen Sie die gleiche Übung wie die der Kristallschau durch. Der Unterschied ist, dass Sie dabei, statt passiv, empfänglich und leer zu sein, einen gedanklich gesprochenen Satz Ihrer Wahl benutzen, den Sie einer anderen Person übermitteln wollen. Versetzen Sie sich dazu in den aktiven Zustand des Wollens und des Verlangens, während Sie sich die Person mit allen Details in der Kugel vorstellen.

8. Großes Arkanum: Bewusstes Träumen

Der erste Zustand des Schlafes ist der traumlose, rein somatische. Der zweite bleibt auf der unbewussten Ebene, und beim dritten handelt es sich dann um tatsächliches Klarträumen. Man träumt also, dabei befindet man sich allerdings während des Schlafzustands vollbewusst außerhalb des grobstofflichen Körpers.

Wenn Sie das Klarträumen beherrschen, können Sie sich im Astralkörper nach Belieben bewegen und dadurch Informationen und Wissen erlangen. Sie sind sogar in der Lage, Handlungen außerhalb Ihres physischen Leibes durchzuführen vermittels dieser Fähigkeit, bei der es sich um einen echten okkulten Bewusstseinszustand handelt. Darüber hinaus können Sie währenddessen auch andere Bewusstseinszustände erleben: z. B. mentale, spirituelle oder astrale. Auch das Erfahren des Über-Ichs sowie kosmische Bewusstseinszustände sind im Klartraum möglich.

Um im Traum Wachheit zu erlangen, müssen Sie sich einen ganzen Tag lang für die Durchführung dieser Übung reservieren. Dies soll an einem Ort geschehen, der so frei von allen äußerlichen Störungen wie nur möglich ist.

Beginnen Sie dann mit diesem Werk, indem Sie sich auf einem Suhl setzen. Vor Ihnen steht ein Tisch mit einem Kissen darauf. Lehnen Sie sich in Richtung dieses Tischs so nach vorne, dass Sie Ihre Ellbogen darauf abstützen können.

Halten Sie die Wirbelsäule – wie mittlerweile gewohnt – auch beim Vorbeugen gerade, und stützen Sie den oberen Teil Ihres Gesichts und Ihre Stirn auf den Handinnenflächen ab, wobei die Finger leicht auseinandergespreizt sind.

Befeuchten Sie Ihre Daumen mit Speichel, und führen Sie sie in Ihre Gehörgänge ein. Schließen Sie dann die Augen, und blicken Sie leicht und locker dabei nach oben. Die Körperhaltung hier ist die gleiche wie beim sechsten Kleinen Arkanum, dem des klanglosen Klangs „AUM".

Singen Sie nun leise dieses Mantra:

„ HUONG,YANG, YANG, YANG,
HUONG, YANG, YANG,
HUONG, YANG, YANG, YANG,
HUONG YANG, YANG."

Wiederholen Sie diese Silben ohne Unterlass, und verwenden Sie dabei eine einfache mantrische Melodie Ihrer Wahl.

Singen Sie dieses Mantra absolut gleichförmig, ohne Variationen zwei Stunden lang.

Ihre Ohren sollten dabei permanent von den Daumen verschlossen bleiben. Halten Sie dann nach Ablauf der zwei Stunden des Mantra-Singens mit dieser Übung inne, und ruhen Sie sich anschließend zwei Stunden lang aus. Sollten Sie Hunger verspüren, können Sie feste Nahrung essen. Trinken Sie aber an diesem Tag kein Wasser, und nehmen Sie auch sonst keine Flüssigkeiten zu sich! Auch Suppen sind verboten.

Nach dieser zweistündigen Pause fahren Sie mit der gleichen Übung fort wie zuvor, und singen Sie zwei Stunden das Mantra auf die beschriebene Art und Weise.

Daraufhin folgen wiederum eine zweistündige Pause und zwei Stunden der eigentlichen Übung. Diesen Wechsel zwischen Mantra-Singen und anschließender Ruhepause führen Sie insgesamt drei Mal durch.

Nach dem letzten Durchgang sollten Sie sich ausruhen und schlafen legen. Anfänglich wird es Ihnen nicht leicht fallen einzuschlafen, aber der Schlaf wird schließlich über Sie kommen, und sie werden im Schlummer das Mantra hören, das Sie am Tag intoniert haben.

Jetzt müssen Sie sich bis zum zweiten Teil des Exerzitiums eine Woche lang gedulden, und sich dann erneut einen Tag dafür freinehmen.

Führen Sie nun diese Übung auf die gleiche Art und Weise durch, nur dass Sie dieses Mal ein anderes Mantra Ihrer Wahl von etwa gleicher Länge wie das erste und eine andere Melodie Ihrer Wahl verwenden. Beide sollten sich jedoch deutlich vom ersten Mantra unterscheiden.

Achten Sie darauf, dass Ihre Ohren dabei wieder gut verschlossen sind und dass Sie sehr leise singen. Intonieren Sie dann Ihr Mantra wieder zwei volle Stunden lang, und ruhen Sie sich anschließend wiederum zwei Stunden lang aus wie im ersten Teil der Technik. Führen Sie dann diese Übung noch einmal durch, und ruhen Sie sich aus, bis Sie dieses Exerzitium wieder jeweils drei Mal vollbracht haben. Ruhen Sie sich anschließend aus, indem Sie sich schlafen legen. An diesem Tag ist es Ihnen erlaubt, Wasser zu trinken, aber Sie dürfen absolut keine andere Nahrung (auch keine flüssige wie z. B. Suppen oder Säfte) zu sich nehmen.

Im Schlaf werden Sie dann wiederum das Mantra hören, das Sie an diesem Tag gesungen haben. Daraufhin werden Sie – etwas später – jenes Mantra vernehmen, das Sie vor einer Woche bei dieser Übung verwendet haben. Es gibt Ihnen Orientierung im Traum, und Sie werden es im Schlafzustand wiedererkennen und plötzlich realisieren, dass es sich um das Mantra der vergangenen Woche handelt.

Auf diese Weise werden Sie während des Schlafs bewusst werden und in die Lage versetzt, ihre Traumhandlungen kontrollieren können. Ebenfalls wird es Ihnen gelingen, was Sie gerade in Ihrem Traum tun, zu Ende zu bringen.

Wenn Sie die volle Traumbewusstheit erreicht haben, sollten Sie im Traum das bereits bekannte Mantra singen:

„YAT-HA-AH-HU-VAI-RIO“ – „Der Wille des Herrn ist das Gesetz der Heiligkeit!“

Solange Sie im Schlaf und während des Träumens vollständig bewusst sind, sollten Sie auch hier den Grundprinzipien des Meister-Systems folgen: nämlich denen des vorsichtigen Beobachtens und der rechten, unvoreingenommenen Interpretation jeder Situation, die Ihnen im Traumzustand begegnet.

Bevor Sie erwachen, wird die silberne Schnur, welche Ihren physischen Leib mit dem Astralkörper verbindet, Sie wieder in Ihre fleischliche Behausung zurückleiten.

Die beschriebene Körperhaltung, das Fasten bzw. die Tatsache, dass Sie keine Getränke zu sich nehmen, in Verbindung mit den Schwingungen des gesungenen Mantras: All das übt einen Einfluss auf Ihr Unbewusstes und Ihre Seele aus und hilft Ihnen dabei, den Zustand des Klarträumens zu erreichen.

Während dieser Übungen sollten Sie natürlich stets in Richtung des jeweiligen Sonnenstands gewandt sein. Sie sollten entspannt sein und eine bequeme Körperhaltung einnehmen.

Gewöhnen Sie sich ebenfalls grundsätzlich daran, nachts immer mit dem Kopf in Richtung Norden zu schlafen. Dadurch fließen die magnetischen und elektrischen Körperströme wesentlich leichter, und sie werden zusätzlich von den Magnetfeldern der Erde und den elektrischen Sonnenströmen aufgeladen.

Während des Schlafs sollten Sie auch auf Ihre Körperposition achten. Wenn Sie frische Energie körperlicher oder spiritueller Natur benötigen, dann schlafen Sie auf Ihrer linken Seite. Damit stärken Sie die Sonnenatmung und eine positive Geisteshaltung.

Wenn Sie dagegen Energie zum Lernen oder für friedliche Unternehmungen wünschen, dann legen Sie sich vor dem Einschlafen auf Ihre rechte Seite, womit Sie die Mondatmung unterstützen sowie die damit verbundenen passiven Energien auf der intellektuellen und übersinnlichen Ebene.

Versuchen Sie, Aktiv und Passiv möglichst in Balance zu halten. Sollten Sie sich aus irgendeinem Grund nicht gut fühlen, geben Sie Ihren Energien einen zusätzlichen Schub, indem Sie sich beim Einschlafen mit dem Kopf nach Süden legen.

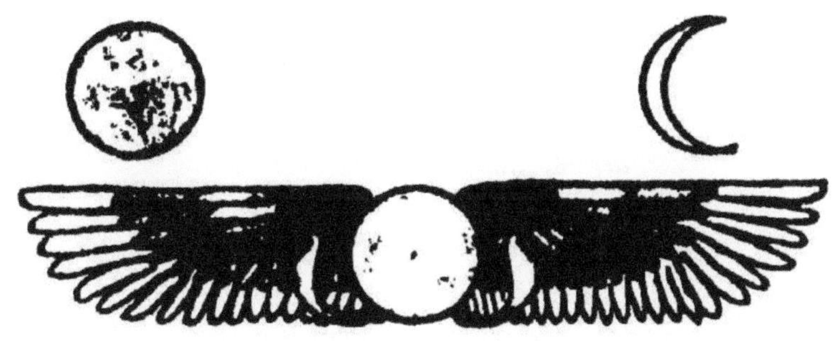

9. Kleines Arkanum: Die Nervenkraft aufladen mit Hilfe Ägyptischer Energie-Stäbe

Dies sind die geheimen Techniken, mit der die eingeweihten Meister im Alten Ägypten alle Energieströme ihres Körpers stärkten. Dargestellt wurden sie in manchen alt-ägyptischen Bildern oder Figuren, die in der Position des zweiten Meister-Arkanums stehen und dabei geheimnisvolle Stäbe in den Händen halten.

Die korrekte Deutung dieser Gegenstände blieb der modernen Wissenschaft bislang verschlossen. Man hat sie als symbolische Machtinsignien interpretiert oder als Schriftrollen.

Tatsächlich zapften die so Dargestellten jedoch enorme Energien an, welche der Elektrizität ähneln (sekundäre Elektrizität). Wenn man derartige Stäbe nämlich in den Händen hält, dann werden diese Kräfte in den Körper übertragen, wo sie in den unpolaren Ganglien (das sind bestimmte Nervenknotenpunkte) und in der Rückenmarksflüssigkeit gespeichert werden. Deren potentielle Energie wird dadurch um mindestens das Doppelte gesteigert. Dieser Zustand hält dann einen ganzen Tag und eine ganze Nacht lang an.

Die Herstellung
der Ägyptischen Energie-Stäbe

Es gibt zwei dieser Stäbe, die unterschiedlich zusammengesetzt sind. Der eine wird in der rechten Hand gehalten, und er überträgt die solaren Energien. Der andere zieht die lunaren Kräfte an. Ihn hält man in der linken Hand.

Der Sonnenstab besteht aus Kohle, die so gehärtet wurde, dass sich ihre Molekularstruktur dadurch verändert, analog zum Eisen, dessen Eigenschaften sich auch wandeln, wenn seine Moleküle durch Magnetisieren umstrukturiert werden.

Diese Härtung geschieht, indem man die Kohle sehr stark erhitzt und dann augenblicklich durch Eintauchen in kaltes Wasser wieder abkühlt. Gehärtete Kohle, die in Bogenlampen verwendet wird, lässt sich gut für die solaren Energiestäbe verwenden.

Den Kohlestab führt man dann in eine Kupferröhre ein, deren beide Enden entweder offen oder verschlossen sein können. Dieser Stab sollte ungefähr 9 bis 10 Zentimeter lang sein, und sein Durchmesser sollte etwa einen Zentimeter betragen. Wichtig ist auf jeden Fall, dass seine Maße der Größe der eigenen Hand angenehm sind.

Der Mondenergie-Stab besteht aus verdichtetem bzw. gepresstem Magneteisenstein (Magnetit). Alternativ kann man ihn auch aus gehärtetem Eisen bzw. Stahl herstellen, welche magnetisiert wurden. Diesen Mond-Stab führt man dann in eine Röhre aus Zink oder Zinn ein. Auch sie kann an beiden Enden offen oder verschlossen sein. Die

Länge und der Durchmesser des Mond-Stabes entsprechen jener des Sonnen-Stabs.

Der Mondenergie-Stab wirkt wie eine Art Katalysator und verstärkt die Energien des Sonnenkraft-Stabes.

Derartige Energiestäbe sind seit Urzeiten bekannt, aber das Geheimnis ihrer Herstellung war stets nur wenigen Eingeweihten vorbehalten. Die oben geschilderten Stäbe aus Kupfer und Zink bzw. Zinn reichen für alle Übungen dieses Buches vollkommen aus.

In der Vergangenheit haben Eingeweihte aber auch noch zahlreiche andere Varianten hergestellt, indem sie sich unterschiedlicher Metall-Legierungen bedienten, wenn sie bestimmte Planetenkräfte aufnehmen wollten. So ist z. B. die Sonne mit dem Metall Gold verwandt, der Mond mit Silber, der Saturn mit Blei, Jupiter mit Zinn, Mars mit Eisen, Venus mit Kupfer sowie Merkur mit Quecksilber. Auch Mineralien (u. a. Kohle, Magnetit, Beryll, Bernstein, Turmalin, Hämatit, Bergkristall usw.) wurden als Ausgangsmaterial verwendet.

Das legendäre Orichalkum der Antike, eine Legierung, die aus verschiedenen Metallen zusammengeschmolzen wurde und – Platon zufolge – schon in Atlantis Verwendung fand, verfügt über enorme Kräfte. Es besteht zu gleichen Teilen aus fünf verschiedenen Metallen, von denen jedes eine eigene, spezifische Farbe besitzt: weiß, schwarz, rot, blau und gelb. Es ist schwach radioaktiv, und man sah es auch als Symbol der unbefleckten Empfängnis an.

Eine weitere Möglichkeit besteht darin, einen Stab aus einer Legierung (die man Elektrum nennt) von 40 % Gold und 60 % Silber herzustellen.

Wiederum eine andere Legierungs-Variante besteht aus 75 % Silber und 25 % Zink.

Alternativ kann man diese Stäbe aber auch aus einer Legierung aus Kupfer und Zink bzw. aus Kupfer und Zinn herstellen.

Überall auf der Welt wurden seit jeher Energiestäbe verwendet. Teilweise besaßen sie unterschiedliche symbolische Verzierungen wie z. B. das babylonische Herrschaftszepter, das aus Eisen mit Silbereinlagen hergestellt wurde und das einen gehörnten Menschen- und Stierkopf trug.

In Tibet benutzt man den Dorje, einen verzierten Stab – meist aus Bergkristall – sowie andere, vergleichbare Gegenstände.

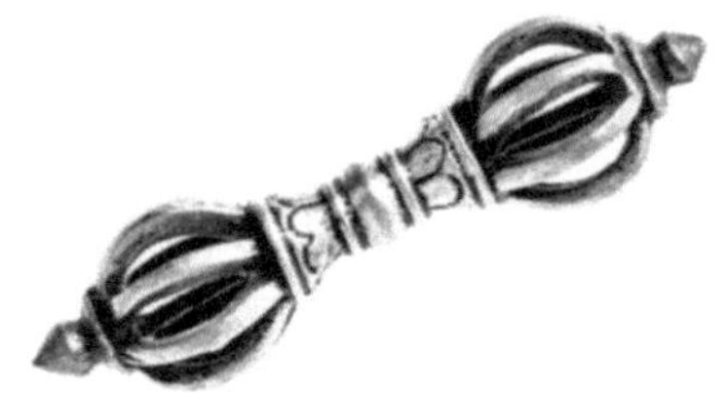

Tibetischer Dorje.

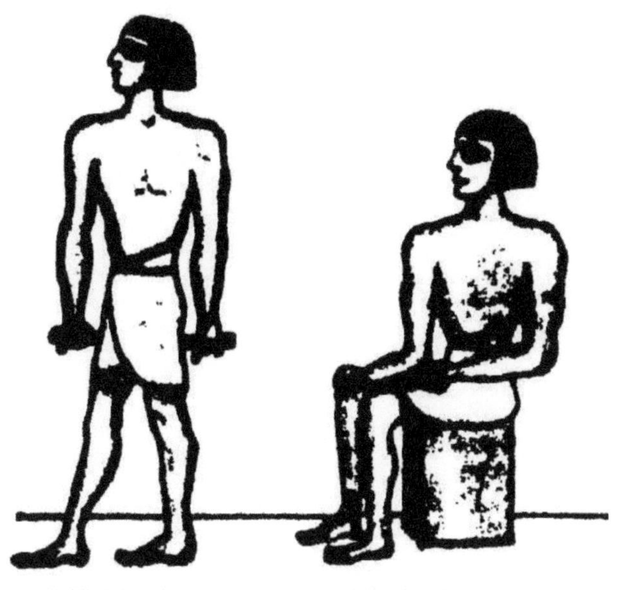

Ägyptische Körperhaltungen des Meistersystems, die Sie einnehmen, während Sie mit Hilfe des Sonnen- und des Mondstabs Ihre Nervenenergie aufladen. Die Haltung sollte grundsätzlich erst einmal entspannt sein, und Sie sind dabei wie stets der Sonne zugewandt.

Die praktische Arbeit mit den Ägyptischen Sonnen- und Mondstäben[13]

Wissenschaftliche Forschungen, insbesondere in Russland, haben gezeigt, dass regelmäßige Übungen mit diesen Stäben deutlich messbare positive Veränderungen in der Körperelektrizität und im inneren Wärmehaushalt hervorrufen. Außerdem werden die Gehirnwellen beider Hemisphären schon nach weniger als fünf Minuten harmoni-

[13] Dieses Kapitel wurde eigens für die deutsche Ausgabe verfasst.

siert. Dadurch wird das Erreichen tiefer Meditationszustände erleichtert. Nicht zuletzt deswegen entfalten sich die Selbstheilungsprozesse des Körpers viel leichter als normal.

Bei klinischen Tests haben sich die Energiestäbe darüber hinaus als wirksam erwiesen gegen:

- Unruhe und Nervosität,
- Nervenstörungen,
- Herz-Kreislauf-Krankheiten,
- Herz-Rhythmus-Störungen,
- Bluthochdruck,
- Neuropathie,
- Störungen des endokrinen Systems,
- Schlaflosigkeit,
- Energieblockaden im Körper,
- Jetlag,
- Erschöpfung,
- Burnout,
- Asthma,
- Gelenkschmerzen bei Arthritis und Gicht.

Weitere positive Effekte des Trainings sind:

- Die körpereigenen Selbstheilungskräfte werden gestärkt.
- Das Immunsystem wird aktiviert.
- Die Blutzirkulation wird optimiert.
- Stress wird deutlich reduziert.
- Krebs wird vorgebeugt.
- Arteriosklerose wird vorgebeugt.

- Die Lebensenergie und Lebensfreude werden erhöht.
- Sportler erholen sich nach dem Training wesentlich schneller.
- Das Gefäßsystem wird positiv beeinflusst.
- Bei Fastenkuren wird die Entgiftung unterstützt.
- Kranken Tieren kann man die Stäbe auf ihren Schlafplatz legen, um die Heilung zu unterstützen.

Der bekannte griechische Heiler George Agelidis schreibt, dass die Energiestäbe seiner Erfahrung nach das beste Mittel sind, um den Körper jung, gesund und stark zu erhalten.[14] Außerdem verbessern sie die positiven Wirkungen von Yoga, Chi Kung, asiatischen Kampfkünsten usw.

Wenn Sie mit den Stäben üben, sollten Sie folgende Dinge beachten:

- Außer den Stäben sollte kein Metall mit Ihrem Körper in Berührung kommen.
- Ihre Stäbe sollten nur Sie und niemand sonst benutzen.
- Wenn Sie üben, sollten Sie dabei möglichst barfuss sein.

Sie sollten *nicht* mit den Stäben üben:

- Wenn Sie unter Psychosen leiden.
- Während der Schwangerschaft.
- Unter dem Einfluss von Alkohol oder Drogen.
- Bei starken Gallen- und Blasensteinen.
- Außerdem sollten Sie während des Übens keinen negativen Gedanken nachgehen.

---

[14] „*The Rods of the Egyptians*", o. O., o. J., Rods.RU (ca. 2010), S. 29.

Es gibt verschiedene Varianten, um mit diesen Stäben zu arbeiten. Sie sollten mit allen experimentieren und wahrnehmen, wie sie auf Ihren persönlichen Energiehaushalt wirken. Zu Beginn sollten Sie pro Woche mindestens einmal täglich eine Übung durchführen. Beginnen Sie in der ersten Woche mit der Grundübung im Stehen, in der zweiten mit der im Sitzen und dann mit allen anderen.

Für alle Übungen mit den Energiestäben gilt:

- Stellen bzw. setzen Sie sich mit dem Gesicht in Richtung des aktuellen Sonnenstands.
- Nehmen Sie den Sonnen-Stab in die rechte und den Mond-Stab in die linke Hand.
- Legen Sie die Zungenspitze leicht hinter die oberen Schneidezähne.
- Entspannen Sie sich, besonders das Gesicht.
- Schauen Sie nach vorne auf einen Punkt an der Wand oder auf den Horizont.
- Nach Abschluss jeder Übung sollten Sie den Speichel in Ihrem Mund bewusst herunterschlucken und spüren, wie er in Ihren Magen sinkt.

Die Grundübungen

1. Die Grundübung im Stehen

Nachdem Sie den richtigen Stand eingenommen haben, drücken Sie die Stäbe nun ungefähr eine Minute lang sehr fest. Dann halten Sie sie ganz normal. Machen Sie einen kleinen Schritt mit dem linken Bein nach vorne, und heben Sie gleichzeitig die Stäbe in Schulterhöhe vor

Ihre Brust, so dass sie parallel zu Ihrem Oberkörper sind. Entspannen Sie sich, und bleiben Sie so stehen. Bringen Sie Ihre Gedanken zur Ruhe, und beobachten Sie ganz neutral, was das Halten der Stäbe in dieser Stellung in Ihnen auslöst.

Dauer: Fünf bis fünfzehn Minuten.

Idealerweise sollten Sie sich direkt nach jeder Übung mit den Stäben hinlegen. Falls Sie dabei einschlafen sollten, werden Sie erholt daraus erwachen.

2. Die Grundübung im Sitzen

Setzen Sie sich auf einen Stuhl in der Haltung des ersten Meister-Arkanums. Ihre Hände ruhen auf den Oberschenkeln, und Sie halten die Stäbe locker darin, so dass sie parallel zu Ihren Oberschenkeln sind. Drücken Sie die Stäbe nun ungefähr eine Minute lang sehr fest. Dann halten Sie sie ganz normal. Bringen Sie Ihre Gedanken zur Ruhe und beobachten Sie ganz neutral, was das Halten der Stäbe in dieser Stellung in Ihnen auslöst.

Dauer: Fünf bis fünfzehn Minuten.

Partnerübung

Sie können die Grundübung im Stehen auch gemeinsam mit Ihrem Partner bzw. Ihrer Partnerin durchführen. Dies wird Ihre Energien harmonisieren und Ihre gegenseitige Verbundenheit immens vertiefen.

Dabei stehen Sie sich gegenüber. Die Frau hält den Sonnen-Stab in ihrer rechten Hand, der Mann den Mond-Stab in seiner linken. Halten

Sie sich mit Ihren freien Händen aneinander fest. Gehen Sie nun genauso vor wie bei der Grundübung im Stehen.

Übungsvarianten:

- 1. Führen Sie das erste Meister-Arkanum durch, wobei Sie die Stäbe locker und entspannt in den Händen halten. Experimentieren Sie damit, dass die Stäbe während eines gesamten Durchgangs entweder waagerecht oder senkrecht nach oben weisend in Ihren Händen liegen.
- 2. Führen Sie das zweite Meister-Arkanum durch, wobei Sie die Stäbe locker und entspannt in den Händen halten. Experimentieren Sie damit, dass die Stäbe mal waagerecht, mal senkrecht nach oben weisend in den Händen liegen.
- 3. Setzen Sie sich in die Stellung des ersten Meister-Arkanums. Legen Sie nun die Stäbe locker in beide Handflächen. Lassen Sie sie dort hin- und herrollen, und nehmen Sie dabei Kontakt mit Ihnen auf. Nun umgreifen Sie sie ganz langsam immer fester, bis Sie in Ihren Händen ein Pulsieren spüren. Halten Sie diesen Druck aufrecht, und führen Sie das erste Meister-Arkanum durch.
- 4. Führen Sie das zweite Meister-Arkanum im Stehen durch, wobei Sie genauso vorgehen wie unter Punkt 3.
- 5. Stellen Sie sich in die Position des zweiten Meister-Arkanums. Legen Sie nun die Stäbe locker in beide Handflächen. Lassen Sie sie dort hin- und herrollen, und nehmen Sie dabei Kontakt mit ihnen auf. Nun umgreifen Sie sie ganz langsam immer fester, bis Sie in Ihren Händen wieder das Pulsieren spüren. Halten Sie den Druck aufrecht, und beginnen Sie nun, sich langsam völlig frei in alle Richtungen zu bewegen.

Fühlen Sie, wie die die Energie anfängt, Ihre Bewegungen zu leiten, und geben Sie sich ganz dem freien Bewegungsfluss hin, mindestens 15 Minuten lang. Beenden Sie diese Übung, indem Sie die Bewegungen immer kleiner werden lassen, bis sie schließlich vollkommen unmerklich geworden sind.

- 6. Führen Sie das sechste Meister-Arkanum durch, wobei Sie keinen Stuhl und keine Bambusstäbe verwenden, sondern den Sonnen- und Mond-Stab. Da Sie sich dabei nicht festhalten können, sollten Sie diese Variante erst dann angehen, wenn Sie schon längere Zeit Erfahrung sowohl mit dem sechsten Meister-Arkanum als auch mit den Energie-Stäben gesammelt haben.

Wenn Sie mit allen vorherigen Übungen vertraut sind, können Sie damit anfangen, die folgende Technik anzuwenden.

Die Power-Übung mit den Ägyptischen Energie-Stäben

Stellen Sie sich in die Position des zweiten Meister-Arkanums. Legen Sie nun die Stäbe locker in beide Handflächen. Lassen Sie sie dort hin- und herrollen, und nehmen Sie dabei Kontakt mit ihnen auf. Nach einer Weile umgreifen Sie sie ganz langsam immer fester, bis Sie spüren, dass Ihre Hände zu pulsieren anfangen. Halten Sie den Druck in dieser Stärke aufrecht, und fühlen Sie, wie das Pulsieren Ihren ganzen Körper zu erfüllen beginnt.

Bleiben Sie mindestens fünf Minuten so stehen, während alles in Ihnen pulsiert.

Heben Sie nun die Stäbe nebeneinander vor Ihr Drittes Auge, in einem Abstand von ca. 30 cm. Atmen Sie dann einige Male tief ein und wieder aus. Schließlich atmen Sie möglichst vollständig aus.

Daraufhin atmen Sie sieben Sekunden ein, wobei Sie Ihren ganzen Oberkörper stark anspannen: Ihren Brustkorb, die Schultern, die Arme, den Nacken, den Kiefer, die Unterarme und Ihre Hände, welche Sie zu Fäusten ballen. Dann zucken Sie rhythmisch mit all diesen angespannten Muskeln, ohne die Spannung loszulassen, wobei Sie den Atem sieben Sekunden lang anhalten.

Wiederholen Sie diesen Vorgang noch zweimal.

Halten Sie nun die Stäbe parallel vor Ihr Herz, in einem Abstand von ca. 30 cm. Atmen Sie dann einige Male tief ein und wieder aus. Schließlich atmen Sie möglichst vollständig aus.

Daraufhin atmen Sie sieben Sekunden ein, wobei Sie Ihren ganzen Oberkörper stark anspannen: Ihren Brustkorb, die Schultern, die Arme, den Nacken, den Kiefer, die Unterarme und Ihre Hände, welche Sie zu Fäusten ballen. Dann zucken Sie rhythmisch mit all diesen angespannten Muskeln, ohne die Spannung loszulassen, wobei Sie den Atem sieben Sekunden lang anhalten.

Wiederholen Sie diesen Vorgang noch zweimal.

Halten Sie nun die Stäbe parallel vor Ihren Bauchnabel, in einem Abstand von ca. 30 cm. Atmen Sie dann einige Male tief ein und wieder aus. Schließlich atmen Sie möglichst vollständig aus.

Daraufhin atmen Sie sieben Sekunden ein, wobei Sie Ihren ganzen Oberkörper stark anspannen: Ihren Brustkorb, die Schultern, die Arme, den Nacken, den Kiefer, die Unterarme und Ihre Hände, welche Sie zu Fäusten ballen. Dann zucken Sie rhythmisch mit all diesen angespannten Muskeln, ohne die Spannung loszulassen, wobei Sie den Atem sieben Sekunden lang anhalten.

Wiederholen Sie diesen Vorgang noch zweimal.

Zum Schluss lassen Sie die Arme sinken, die Stäbe liegen parallel zum Boden in Ihren Händen. Atmen Sie dann einige Male tief ein und wieder aus. Schließlich atmen Sie möglichst vollständig aus.

Daraufhin atmen Sie sieben Sekunden ein, wobei Sie Ihren ganzen Oberkörper stark anspannen: Ihren Brustkorb, die Schultern, die Arme, den Nacken, den Kiefer, die Unterarme und Ihre Hände, welche Sie zu Fäusten ballen. Dann zucken Sie rhythmisch mit all diesen angespannten Muskeln, ohne die Spannung loszulassen, wobei Sie den Atem sieben Sekunden lang anhalten.

Wiederholen Sie diesen Vorgang noch zweimal.

Drücken Sie die Stäbe nun, bis Sie wieder das Pulsieren in den Händen spüren. Bleiben Sie einige Minuten so stehen, und lockern Sie den Druck langsam immer mehr, bis Ihre Hände völlig entspannt sind.

Diese Übung ist sehr machtvoll. Regelmäßig angewendet, löst sie körperliche Heilungs- und Energetisierungsprozesse aus, die sich positiv auf Ihre Gesundheit, Ihr Wohlbefinden und Ihre gesamte spirituelle Entwicklung auswirken werden. Das Ausmaß dieser Veränderungen ist kaum vorstellbar, wenn man es nicht selbst erfahren hat.

In Ihren täglichen Übungsplan sollten Sie auf Dauer jeweils mindestens eine Übung einbauen, in der Sie die Stäbe in einer entspannten Stellung halten und eine andere, die mit Körperspannung arbeitet.

Die Zukunft formen

Führen Sie die Grundübung im Stehen durch, und stellen Sie sich dabei so plastisch wie möglich ein Ziel vor, das Sie erreichen möchten. Erfüllen Sie diese Imagination immer mehr mit der Kraft, die durch Ihren Körper pulsiert, und lassen Sie sie größer werden, bis sie schließlich das gesamte Universum ausfüllt. Auf diese Weise werden Sie der Verwirklichung Ihres Ziels immer näher kommen. Das gilt besonders, wenn es sich dabei um eine Verhaltensänderung handelt oder um bestimmte Eigenschaften, die Sie erreichen möchten.

Versuchen Sie auch folgende Übungsvarianten:

- Üben Sie z. B. während eines Gewitters.
- Oder bei Regen.
- Oder in einem stehenden Gewässer.
- Variieren Sie, indem Sie die Stäbe horizontal zur Erde halten. Damit erhöhen Sie den Kontakt zur Erdenergie.
- Dann üben Sie, wobei Sie die Stäbe vertikal zum Erdboden halten. Auf diese Weise verbinden Sie sich mit den Energien des Kosmos.

10. Kleines Arkanum: Mit dem Kechara-Mudra die Zunge trainieren

Grundsätzlich ist das Kechara-Mudra nicht zwingend erforderlich für das Beherrschen mancher der folgenden Techniken. Es reicht völlig aus, wenn Sie in der Lage sind, Ihre Zunge weit nach hinten in den Gaumen zu schieben und durch Training eine gute Bewegungsfreiheit Ihrer Zunge zu erreichen.

Dieses Mudra wird benutzt, um bewusst in eine tiefe lethargische Trance zu einzutreten. Es ermöglicht es Ihnen außerdem, die Lebensenergien im Kopf zu konzentrieren. Durch dieses Arkanum werden die Pole im Körper nämlich getrennt, und beide Energieströme (elektrische und magnetische) fließen dann einzeln für sich. Auf diese Art und Weise können sie für unbegrenzte Zeit strömen. Dieser Zustand wird jedoch meistens nur drei bis sechs Monate aufrechterhalten.

Bei diesem Mudra wird die Zunge möglichst nach hinten eingesaugt, bzw. die Zunge wird hinter den weichen Gaumen in die Nasengänge geschoben. Diese Übung sollte sehr langsam und gründlich vorbereitet und nach und nach trainiert werden.

Hierfür müssen Sie jeden Tag für eine gewisse Zeit Ihre Zunge weit ausstrecken. Halten Sie sie dann mit einer Hand fest, um die Sie ein Stück Stoff gewickelt haben, damit die Zunge nicht durch Ihre Finger rutscht. Damit ziehen Sie nun Ihre Zunge heraus, so dass sie nach und nach gedehnt und verlängert wird.

Die Zunge müssen Sie mit einer „melkenden“ Bewegung ziehen und mit derselben melkenden Bewegung zusätzlich massieren. Während des Zunge-Ziehens wird sich das Bändchen unter der Zunge

(Frenulum linguae) allmählich lockern. Es kann dabei sogar von den Vorderzähnen zerschnitten werden, so dass sich auf diese Weise die Zunge nach und nach verlängert.

Man kann das Zungenbändchen auch manuell durchtrennen, indem man ein Messer oder einen scharfen Grashalm verwendet. Immer, wenn Sie Ihre Zunge durch das Ziehen verletzt haben, müssen Sie Salz auf die Wunde streuen. Meisterschaft in dieser Übung haben Sie erlangt, wenn Sie irgendwann in der Lage sind, mit Ihrer Zunge einen Punkt zwischen Ihren Augenbrauen berühren zu können.

Dies sind jedoch extreme Anwendungen dieser Technik, die – wie bereits zu Anfang erwähnt – absolut nicht notwendig sind.

11. Kleines Arkanum: Mit dem Mullah-Mudra den Verdauungsapparat verjüngen

Diese Übung wird angewendet, um das Erreichen einer kataleptischen Trance zu unterstützen. Sie dient darüber hinaus zur Verjüngung und um den Verdauungsapparat und die unteren Eingeweide zu reinigen. Gleichfalls ist sie zu empfehlen, um die Heilung von Gastritis und Blinddarmentzündungen zu unterstützen.

Dazu benötigen Sie eine kleine, hohle Röhre, die Sie aus Bambus, Hartgummi, Holz oder Horn hergestellt haben. Sie sollte ungefähr 8 bis 10 Zentimeter lang sein und einen Durchmesser von ca. 60 mm besitzen sowie an der Seite eine kleine Öffnung von ein paar Millimetern aufweisen. Diese Röhre sollte an beiden Enden gut abgerundet sein und keine harten Kanten besitzen. Es kann auch eine leicht gebogene Form besitzen. Das Röhrchen sollten Sie stets sehr sauber halten und nach jedem Gebrauch gründlich reinigen.

Bei der Durchführung der Übung sollten Sie knien und in Richtung des Sonnenstands gewandt sein. Halten Sie Ihre Wirbelsäule aufrecht, wobei Sie Ihre Arme und Hände nach oben strecken und den Blick leicht nach oben richten. Dann entspannen Sie sich.

Atmen Sie nun tief und intensiv ein, und beugen Sie sich leicht mit einer schwingenden Bewegung nach hinten. Halten Sie dann den Atem an, und beugen Sie sich nach vorne, so weit, bis Sie sich mit den Ellbogen auf dem Boden abstützen können. Ellbogen und Unterarme sind jetzt ganz auf den Boden aufgelegt und tragen das Gewicht.

Verlagern Sie dann Ihr Gewicht auf Ellbogen und Knie, und rutschen Sie hin und her, auch mit Ihren Oberarmen und Unterschenkeln, so lange, bis Sie bequem den Boden mit Ihrer Stirn berühren. (Dies nennt man „sich in Verehrung niederwerfen".)

Ihre Ellbogen sollten sich nun in einer Entfernung von ca. 20 bis 35 Zentimetern von den Knien entfernt befinden. Atmen Sie in dem Moment aus, in dem Sie mit den Ellbogen den Boden berühren, und entspannen Sie sich dabei.

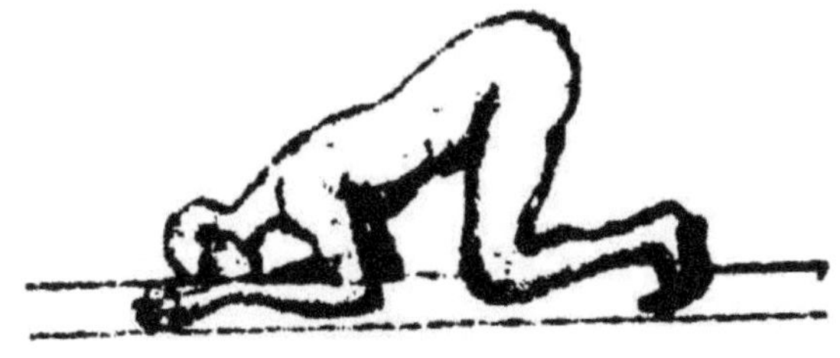

Führen Sie nun die zu Anfang erwähnte Röhre in den Anus ein, vorbei an den äußeren und inneren Schließmuskeln, ungefähr drei bis fünf Zentimeter tief.

Wenn Sie dies richtig durchführen, strömt die Luft durch die Öffnung des Röhrchens, und Sie werden einen zischenden Laut hören. Dies ist das Geräusch der Luft, die sich aus dem Dickdarm heraus und wieder hinein bewegt. Um den Luftstrom zu beeinflussen und zu regulieren, verändern Sie Ihre Körperhaltung, und wiegen Sie sich sanft nach vorne und nach hinten auf Ihren Knien und Ellbogen.

Halten Sie Ihren Bauch dabei entspannt und locker, und atmen Sie rhythmisch und gleichmäßig. Sie sollten zum Atmen hauptsächlich Ihre Brustmuskulatur benutzen und tief ein- und ausatmen. Sie werden feststellen, dass während des Einatmens Luft aus den Gedärmen ausgestoßen und dass während des Ausatmens Luft durch das Rektum in die Gedärme eingesaugt wird.

Diese Technik wird Mullah-Mudra genannt bzw. „rektales Atmen". Dann und wann können Sie bei seiner Durchführung auch damit experimentieren, die Muskeln Ihrer Kehle zu verschließen und mit der Atemmuskulatur bloß so zu tun, als ob Sie atmeten. Dazu führen Sie die entsprechenden Atembewegungen durch, ohne dass jedoch dabei tatsächlich Luft in Ihre Lungen gelangt, was ja durch den verschlossenen Kehlkopf und Schlund verhindert wird. Diese Technik stärkt das Verdauungssystem und vertreibt Verstopfung und andere Verdauungsprobleme.

Sie sollten diese Übung ungefähr zehn bis dreißig Minuten lang durchführen oder so lange, wie es Ihre Bedürfnisse erfordern. Um es sich zwischendurch bequemer zu machen, können Sie auch die Hände aufeinander zu bewegen oder schieben, und sich mit der Stirn oder dem Gesicht auf den Knöcheln abstützen.

Wenn Sie das Bedürfnis danach haben, können Sie sich auch auf Ihren Knien aufrichten und die Arme und Hände nach oben heben, den Rücken nach hinten beugen (wie zu Beginn dieser Übung) und dann tief einatmen. Wenn Sie die Übung beenden, sollten Sie darauf achten, dass die Luft auch wirklich ausgestoßen wird! Sie sollten also tief einatmen und das Röhrchen aus dem Rektum ziehen, während Sie gleichzeitig die Luft anhalten und nach unten drücken.

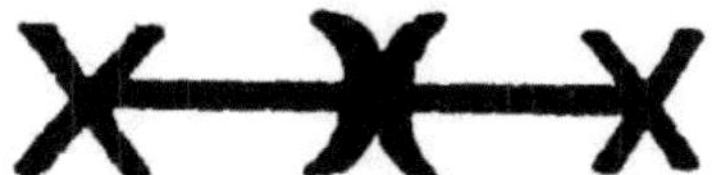

12. Großes Arkanum: Die Verjüngung von Kopf und Gesicht/ Allgemeine Verjüngung des Körpers

Die Gesamtheit aller Übungen und Techniken dieses Kapitels bildet das Arkanum, welches dazu dient, den Körper zu verjüngen. Darüber hinaus beinhaltet es Heilmethoden, mit denen Sie sich selbst und andere behandeln können, z. B. was die Blutgesundheit anbelangt und jene der Drüsen. Ebenso lehrt es die bewusste Steuerung des Blutflusses und den Einfluss der Füße und Hände sowie der Zunge auf den allgemeinen Gesundheitszustand.

Mit der ersten Übung, bei der es sich um eine Abwandlung des elften Arkanums (des Mullah-Mudras) handelt, reinigen und verjüngen Sie Ihr Gesicht sowie den Nacken und den gesamten Kopf. Mit ihrer Hilfe können Sie darüber hinaus alle Sinnesorgane des Kopfes, also das Gehirn, die Ohren, die Zunge, die Nebenhöhlen usw., erfrischen, verjüngen und stärken.

Außerdem vertreibt diese Technik sämtliche Energieblockaden und ungesunden Zustände, die den Kopfbereich negativ beeinflussen. Dies bezieht sich auch auf die Haare, die Zähne, die Kopfhaut und das Gesicht. Äußerlich kann man dort zwar mit Wasser, Cremes, Lotionen, kalten und heißen Anwendungen sowie mit Massagen etc. kurzfristige Effekte erzielen. Auf lange Sicht werden aber all diese Verfahren eher schaden als nutzen, weil die Hautzellen sich dabei ausdehnen und verformen. Dadurch verlieren sie allmählich ihre natürliche Spannkraft und werden leblos und schlaff.

A) Theorie

Der Körper besteht bekanntlich aus Zellen. Sie sind Einheiten protoplasmischer Masse, und besitzen einen Zellkörper, eine Zellwand, einem Zellkern und einem Nebenkern. – Dies ist die typische und grundsätzliche Art und Weise des Zellaufbaus.

Das Protoplasma besteht zu über 50 % aus Kohlenstoffverbindungen. Darüber hinaus enthält es Sauerstoff, Wasserstoff, Stickstoff sowie Spuren von Schwefel und Phosphor und einem Dutzend anderer Substanzen.

Zellen existieren in vielen Formen und Varianten. Ihnen allen ist aber gemeinsam, dass sie vergleichbare Grundstrukturen und Fähigkeiten besitzen: Alle lebenden Organismen bestehen nämlich aus einer oder mehreren protoplasmischen Zellen sowie diversen nichtprotoplasmischen Stoffen. Letztere sind Produkte der eigentlichen Zellaktivität.

Eine der bemerkenswertesten Eigenschaften eines Lebewesens ist seine Fähigkeit, leblose Materie aufzunehmen, diese in eine lebendige Masse zu verwandeln, und all dies schließlich wieder in den Zustand der Leblosigkeit zurückzuversetzen. Dieser Vorgang ist der Stoffwechsel bzw. die Verdauung. Der erste Teil dieses Geschehens, bei dem die leblose Materie belebt wird, nennt sich Anabolismus. Der gegenteilige Prozess, welcher lebende Materie wieder in einen leblosen Zustand zurückversetzt, bezeichnet man als Katabolismus.

Unter Anabolismus versteht man also jenen Vorgang, der unbeseelte Nahrungsmittel und einfache chemische Verbindungen in komplexere verwandelt, in denen sich dann die Kräfte des Lebens manifestieren.

Als Katabolismus hingegen bezeichnet man den Prozess, der diese komplexen, lebendigen Strukturen wieder in einfachere Formen zurückverwandelt, was durch einem Vorgang der Zersetzung geschieht. Dieser Zerfallsprozess ist chemisch mit der Verbrennung verwandt und erzeugt immer Kohlendioxid und Wasser, wobei in vielen Fällen noch diverse Formen von Asche entstehen.

Anabolische Vorgänge bringen jene Substanzen hervor, die für die katabolischen Prozesse benötigt werden, und dabei entsteht lebendiges Gewebe. Der katabolische Zyklus versorgt den Körper dagegen mit Energie.

Der gesamte metabolische Prozess geht einher mit dem Verbrauch von Sauerstoff und mit der Entstehung von Kohlendioxid. Dieser Vorgang ist die Atmung. Mit dem zugeführten Sauerstoff wird der Körper mit jenem chemischen Element versorgt, das er zur Verbrennung von Nahrung und Zellgeweben benötigt und das auch in der katabolischen Phase unentbehrlich ist.

Sauerstoff unterstützt den Vorgang der Zersetzung. Er spielt keine Rolle im aufbauenden, anabolischen Zyklus. Man benötigt ihn nämlich nur in geringem Maß dazu, um leblose Stoffe in lebende Materie zu verwandeln. Gleichwohl wird etwas Sauerstoff im Gewebe angereichert, wo er so lange verbleibt, bis er zur Energieerzeugung gebraucht und zur Verbrennung verwandt wird. Das Protoplasma selbst besteht auch zu einem gewissen Anteil aus Sauerstoff.

Neben Sauerstoff benötigen Lebewesen auch Wasser für ihre Existenz. Die einfachsten Lebensformen sowie viele andere Kreaturen leben permanent *im* Wasser. Alle höheren Lebewesen bestehen ebenfalls zu einem Großteil *aus* Wasser.

Darüber hinaus haben die aktiven und lebenden Zellen aller Vielzeller nicht nur Wasser in ihr Gewebe integriert, sondern sie existieren auch in einem flüssigen Milieu, weil ihr Hauptbestandteil ebenfalls aus Wasser besteht. Im Pflanzenreich handelt es sich um den Pflanzensaft, im Tierreich und beim Menschen sind es Blut bzw. die Lymphe respektive die Gewebeflüssigkeit. Diese Körperflüssigkeiten versorgen die Zellen mit Nahrung. Sie spülen außerdem Abfallprodukte aus, und sie stellen jenes Wasser bereit, welches notwendig ist, um die lebendigen Gewebe in jenem halbflüssigen und beweglichen Zustand zu erhalten, das sie zu ihrer Existenz benötigen.

Wird eine menschliche Körperzelle nicht ausreichend mit diesen Flüssigkeiten versorgt, seien es Blut oder Lymphe, dann erhält sie nicht genügend Nährstoffe, und sie wird unterernährt und förmlich ausgehungert. Im gleichen Maße verlangsamen sich dann alle Ausscheidungs- und Verbrennungsprozesse, so dass viele Abfallprodukte nicht ausgeschwemmt werden und damit in der Zelle verbleiben. Dies verstopft dann die Zellen und reichert sie mit überflüssigen Schlacken an. Dadurch dehnen sich ihre schützenden Membranen aus, und sie verlieren ihre Spannkraft.

Bei einem unzureichenden Metabolismus dehnen sich die Zellwände aus, aber ihr Gehalt an Flüssigkeit bzw. an Wasser verringert sich dennoch, weil diese Aufblähung von den angesammelten Schlacken verursacht wird.

Zellen, die nicht über eine ausreichende Spannkraft und Flüssigkeitszufuhr verfügen, passen sich schlecht aneinander an, und sie wachsen auch nicht richtig zusammen. Daher verbleiben sie tendenziell in jener Form, die ihnen von außen auferlegt wird, wenn Körperteile bzw. Organe sich um sie herum bewegen. Sie sind dann nicht elastisch genug, um in den Zustand ihrer natürlichen Ausdehnung und Spannung wieder zurückzufinden. Dadurch bilden sich im Laufe der Jahre Grübchen und Falten. Diese wiederum behindern weitere metabolische Vorgänge. – Ein Teufelskreis! Sie erzeugen damit allmählich Salz- und andere Ablagerungen in den Kapillaren und im Bindegewebe sowie in den Arterien und Venen. Aus diesen Prozessen entsteht irgendwann eine Verkalkung und Verengung der Arterien – die Arteriosklerose!

Wenn Adrenalin aus der Nebennierenrinde in die Adern ausgestoßen wird, verengen sie sich. Dadurch lagern sich Salze und Schlacken noch leichter in den Gefäßen ab, wodurch sie immer weiter verhärten. Die Folge sind hoher Blutdruck und ein allgemeiner körperlicher Verfall. All diese Beschwerden werden letztendlich hervorgerufen durch ein zu hohes Stresslevel in Ihrem Leben.

Die einzig mögliche Heilung dieses krankhaften Zustands besteht darin, den schlackenlösenden und heilsamen Tonus des Blutes wieder herzustellen und dann das Blut in die unterversorgten und mit Ablagerungen verstopften Körperregionen zu leiten. Dies geschieht durch die gezielte Anwendung des folgenden Arkanums.

B) Praxis
Das Blut reinigen und stärken

Die nun folgenden Anweisungen können Sie entweder dauerhaft in Ihr Leben einbauen oder aber zweimal jährlich als Kur durchführen. Dazu eignen sich ganz besonders der Frühling und der Herbst. Eine solche Kur sollte dann vierzehn Tage bis vier Wochen oder länger dauern.

Trinken Sie in dieser Zeit jeden Tag viel Wasser und viele frische Fruchtsäfte wie z. B. Zitronen-, Orangen-, Ananas-, Apfel-, und Pflaumensaft. Auch frische Gemüsesäfte wie Sellerie-, Zwiebel-, Karotten-, Pastinaken-, Tomaten- und Rote-Bete-Saft etc. sind empfehlenswert. Pausieren Sie eine Stunde oder länger, nachdem Sie von diesen Säften zu sich genommen haben, und trinken Sie dann ein Glas Milch. Nachdem Sie die Milch getrunken haben, können Sie nach einer abermaligen Pause von zwei Stunden damit fortfahren, wieder Säfte zu trinken.

Führen Sie dann das elfte Arkanum (das Mullah-Mudra) durch, wenn Sie den verjüngenden Effekt des Exerzitiums verstärken wollen.

Verwenden Sie die obigen Säfte auch zusätzlich als Einlauf, nachdem Sie sie (einzeln oder als beliebige Mischung) auf etwas unterhalb der Körpertemperatur (ca. 35° C) erwärmt und mit Wasser (im Verhältnis von ca. drei Teilen Wasser und einem Teil Saft) verdünnt haben, so dass die Gesamtmenge ungefähr einen Viertelliter Flüssigkeit ergibt.

Ein solches Klistier sollten Sie jeden dritten Tag anwenden. Sie können sich dabei grundsätzlich normal ernähren, so wie Sie es gewohnt sind. Achten Sie jedoch darauf, dass Sie weniger feste Nahrung zu sich nehmen als gewohnt, weil Sie ja schon die Säfte trinken.

Die Schilddrüse aktivieren

Die folgende Übung führen Sie während dieses Exerzitiums zwei Mal täglich jeweils ungefähr 5 bis 10 Minuten lang durch:

Ihr Ziel ist es, die Tätigkeit der Schilddrüse und der Nebenschilddrüse anzuregen und zu verstärken. Beide Drüsen sondern Hormone ab, welche das Blut kräftigen und reinigen. Sie kurbeln überdies den Stoffwechsel an und helfen dem Körper dadurch, Salzablagerungen und Abfallprodukte aufzulösen und aus dem Körper zu spülen.

1. Drücken Sie mit beiden Daumen unter Ihr Kinn, wobei die anderen Finger übereinander liegen. Pressen Sie behutsam mit den Daumen auf die Muskeln an der Unterseite Ihres Kinns. Schieben Sie nun ihre Zunge abwechselnd nach vorne und hinten, und wiederholen Sie diese Bewegung 2,5 bis 5 Minuten lang. Dort, wo Ihre Daumen aufliegen, werden Sie spüren, wie die Muskeln wellenartige Bewegungen ausführen. Unterstützen Sie diese Bewegungen, indem Sie ihr mit den Daumen folgen. Drücken Sie dabei sanft, um die Muskeln dazu anzuregen, sich zusammenzuziehen und wieder auszudehnen.
2. Senken Sie Ihren Kopf nach vorne, bis Ihr Kinn die Brust berührt. Spannen Sie dann alle Muskeln in Kinn und Nacken an, wobei Sie den Mund weit aufreißen. Die Muskeln und Sehnen im Genick sollten dabei möglichst sichtbar hervortreten. Heben

Sie nun Ihren Kopf und das Kinn nach oben, ohne dabei die Spannung Ihrer Muskeln zu lockern. Stattdessen sollten Sie sie dabei kraftvoll dehnen. Nachdem Sie Kinn und Kopf nach oben gestreckt haben, entspannen Sie Ihren Nacken und das Gesicht, und senken Sie den Kopf und das Kinn erneut nach vorne ab. Spannen Sie die Muskeln wieder an wie zuvor, und wiederholen Sie diese Übung 2,5 bis 5 Minuten lang.

Diese beiden Übungen wecken die Schilddrüse, regen sie an und reinigen sie. Sie wird dann Hormone ins Blut ausschütten, welche verjüngend auf das Körpergewebe und den Gesamtorganismus wirken.

Anfangs werden Sie bei diesen Übungen im Hals, im Nacken und in der Region um die Schilddrüse herum Schmerzen verspüren. Dies ist normal, denn die betroffenen Muskeln sind normalerweise nicht an Training gewöhnt. Nach einigen Tagen werden diese Schmerzen aber verschwinden, da Sie eine bessere Kontrolle über die dortige Muskulatur erlangt haben. Am besten beginnen Sie damit, diese Übungen 2,5 Minuten durchzuführen. Steigern Sie die Dauer dann allmählich auf fünf Minuten.

Das Körpergewebe entschlacken

Nun kommen wir zum eigentlichen zwölften Arkanum, welches das Gesicht und den Kopf verjüngt. Es handelt sich hierbei um eine Abwandlung des Mullah-Mudras, allerdings ohne die rektale Atmung, und Sie werden sich hierbei auch häufiger auf Ihren Knien in die Höhe aufrichten.

Hyperventilieren Sie, indem Sie fünf Minuten lang kräftig, schnell und tief ein- und wieder ausatmen, bis Ihr Gesicht und Ihr gesamter Körper anfangen, zu kribbeln. Das ist ein Zeichen dafür, dass Ihr Blut nun stark mit Sauerstoff angereichert ist. Danach entspannen Sie sich, und blicken Sie in die Himmelsrichtung, in welcher die Sonne steht.

Knien Sie nieder, und richten Sie Ihre Wirbelsäule gerade auf, wobei Sie Ihre Arme und Hände nach oben strecken und mit den Augen nach oben blicken. Bewegen Sie Ihre Wirbelsäule ein wenig nach hinten, mit einer anmutigen, gleitenden Bewegung, während Sie wie oben beschrieben erneut hyperventilieren.

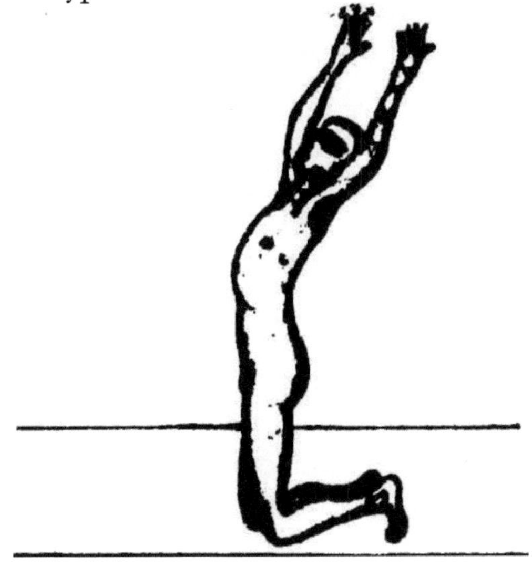

Erster Teil des zwölften Arkanums:
Auf den Knien aufrichten und leicht schaukelnd nach hinten beugen.
Diese Stellung zieht das Blut aus dem Kopf und dem Gesicht heraus.

Halten Sie dann den Atem an, und beugen Sie sich nach vorne, bis Sie sich mit Ihren gebeugten Armen auf den Ellbogen auf dem Boden abstützen können. Dann wiegen Sie den Körper sanft auf Ellbogen und Knien, so lange, bis Sie mit der Stirn den Boden berühren. In dem Moment, in welchem Ihre Ellbogen und Hände Bodenkontakt haben, lassen Sie den Atem sachte ausströmen.

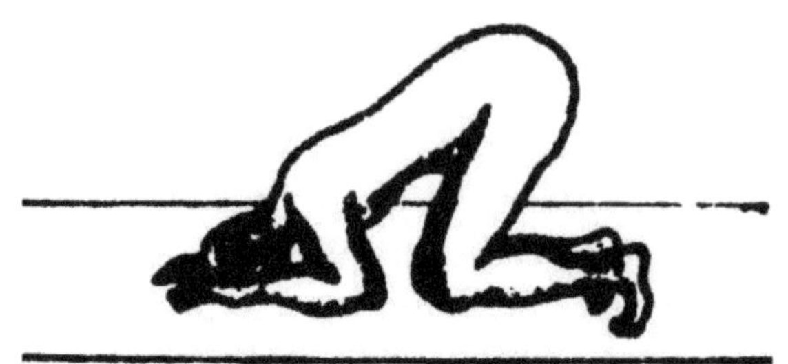

Zweiter Teil: Nach vorne beugen und dabei strecken. Diese Stellung schickt Blut in den Kopf und ins Gesicht hinein.

Bringen Sie nun ihre Unterarme, Hände und Ellbogen in eine bequeme Haltung, und zwar so, dass Sie sich dabei nach unten bewegen, um Ihre Knie mit Ihrem Kinn zu berühren. Sie sollten währenddessen so atmen, wie es Ihr Körper verlangt, aber sich dabei bemühen, den Atem etwas länger in den Lungen zu behalten als gewöhnlich. Dies wird vermehrt Blut ins Gesicht und in den Kopf schicken, und genau das ist auch das Ziel dieser Übung.

Wenn Sie in Ihrem Kopf und dem Gesicht einen starken Druck verspüren, richten Sie den Oberkörper nach oben, und heben Sie Ihre Arme und Hände empor. Dabei schwanken Sie sanft nach hinten, und hyperventilieren Sie wie oben beschrieben, bis Sie spüren, dass das Blut aus dem Kopf und dem Gesicht herabströmt. Atmen Sie anschließend noch einmal tief ein, und beugen Sie sich wieder nach vorne, so dass Sie die Übung wie zuvor wiederholen.

Führen Sie dieses Vor- und Zurückschwanken fünf Minuten lang durch, und tun Sie dies täglich. Verlängern Sie dabei die Dauer allmählich bis auf dreißig Minuten. Wenn Sie diese Technik z. B. fünfzehn Minuten lang durchführen, sollten Sie sich dabei ca. 15 Mal oder öfter nach vorne beugen und wieder aufrichten.

Dies ist nun das verjüngende Arkanum, welches das Gewebe in den verschiedenen Körperteilen erneuert und es von Schlacken und Giftstoffen reinigt. Sie lernen dadurch, wie Sie das Blut in verschiedene Körperteile hineinschicken und es auch wieder aus ihnen abfließen lassen.

Um dies zu erreichen, muss sich der Mittelpunkt jenes Körperteils, den Sie mit Blut auffüllen wollen, *unterhalb* der anderen Glieder befinden.

Wollen Sie hingegen das Blut aus einem Körperteil herausziehen, muss sein Zentrum *oberhalb* der anderen Körperteile sein. Sie sollten außerdem wissen, dass beim Einatmen das Blut aus den verschiedenen Körperteilen zurückfließt. Wenn Sie die Luft anhalten oder ausatmen, verstärkt es den Blutfluss.

Der Rhythmus, in welchem das Blut im Kopf zirkuliert und dort hinein- und wieder herausströmt, verläuft synchron mit der Atmung.

Der arterielle Blutdruck sorgt dafür, dass reines, sauerstoffreiches Blut die Kapillaren und Zellen füllt und sie mit ausreichend Sauerstoff versorgt. Den benötigen sie, um Schlackenstoffe zu verbrennen und in einen Zustand zu überführen, in dem sie leicht ausgeschieden werden können. Diese Abfallprodukte gelangen dann ins venöse Blut. Sie werden anschließend teilweise in den Lungen verbrannt, teils durch die Hautporen ausgeschwitzt sowie über die Nieren und den Darm ausgeschieden.

In den Venen herrscht ein niedrigerer Blutdruck als in den Arterien. Die Blutmenge, welche das Gewebe in bestimmten Körperteilen erreicht, können wir daher gezielt durch das Drücken auf Arterien und Venen vermehren oder verringern:

Drücken wir die Arterien ab, dann halten wir den *Zustrom* des Blutes an, so dass es nicht dorthin gelangt, wohin es eigentlich sollte. Es fließt dann durch die Venen wieder ab, so dass der betreffende Körperteil mit Blut unterversorgt bleibt.

Wenn wir hingegen auf die Venen drücken, wird der *Abfluss* des Blutes angehalten. Der Zustrom durch die Arterien bleibt dabei bestehen. Deswegen füllt sich der betreffende, damit verbundene Körperteil mit Blut auf. Wenn wir jene Körperpartien betrachten, in denen die Arterien und Venen sichtbar dicht unter der Haut liegen, erkennen wir schnell und einfach, wie wir den Blutfluss durch Druckbehandlung manipulieren und steuern können.

Eine andere Art und Weise, um den Blutstrom zu lenken, besteht darin, gezielt unterschiedliche Muskelgruppen anzuspannen, durch welche sich Venen und Arterien ziehen. Diese Muskelkontraktion übt dann Druck auf die Adern aus und presst sie zusammen.

Gesunde Füße – Gesunder Körper

Wie bereits mehrfach erwähnt, besitzen die Füße und Zehen einen großen Einfluss auf den gesamten menschlichen Körper. Das zweite Meister-Arkanum ist deswegen sehr effektiv, denn dabei stehen wir auf unseren Fußballen und richten uns damit auf. Durch regelmäßige Wiederholung gelingt es uns dadurch immer leichter, unser Gewicht beim Gehen und Stehen permanent auf die Ballen zu verlagern.

Deswegen nochmals der Hinweis: Massieren Sie Ihre Füße regelmäßig sehr gründlich, indem Sie die Ballen und die gesamte Fußmuskulatur kneten und bearbeiten. Reiben Sie auch Ihre Zehen intensiv, und ziehen Sie daran. Drücken Sie anschließend alle Zehenspitzen kräftig, insbesondere jene des Großen Zehs. Dies wird die Nerven anregen, welche die Blutzirkulation verstärken und sich auch günstig auf viele andere Nervenzentren und -Knotenpunkte auswirken. Das aktiviert wiederum zahlreiche endokrine Drüsen. Bewegen Sie auch Ihre gesamten Fußknöchel oftmals kräftig auf und ab sowie seitwärts, und führen Sie diese Technik ebenfalls mit Ihren Zehen durch.

Handmassage und die geheimen Verbindungen der Finger mit bestimmten menschlichen Eigenschaften

Zusätzlich zu Ihren Füßen sollten Sie ebenfalls den Händen allergrößte Aufmerksamkeit widmen:

Um Ihre Körperfunktionen in Harmonie zu bringen, sollten Sie regelmäßig alle Fingerspitzen jeder Hand fest mit Daumen und Zeigefinger pressen. Die Handinnenflächen und insbesondere den Daumenballen sollten Sie ebenfalls immer wieder kräftig drücken und reiben.

Ihre Hände aktivieren Sie mit dieser Übung: Beugen Sie Ihre Arme und Ellbogen im rechten Winkel, so dass die Hände vollkommen entspannt und schlaff herabfallen und an den Handgelenken absolut locker sind. Schütteln Sie nun mit einer kräftigen Bewegung Ihre Vorderarme nach oben und unten. Bewegen Sie sie dann mit einer kreisenden Bewegung, all das so schnell, dass Sie Ihre Hände nur noch verschwommen sehen können. Fahren Sie damit solange fort, bis Sie Ihre Hände stark vibrieren fühlen, so, als würden elektrische Ströme hindurchfließen.

Reiben Sie anschließend beide Hände kräftig aneinander in jede Richtung, und beugen Sie daraufhin die Finger und Handinnenflächen nach innen und nach außen.

Pressen Sie nun die Hände mit abgespreizten Daumen zusammen. Anschließend drücken Sie die Daumen zusammen, wobei Sie durch das Ausüben des Drucks versuchen, den Abstand zwischen den Daumen und den anderen Fingern so weit wie möglich zu vergrößern. Selbstverständlich sollten Sie dabei behutsam verfahren, um eine Überdehnung zu vermeiden.

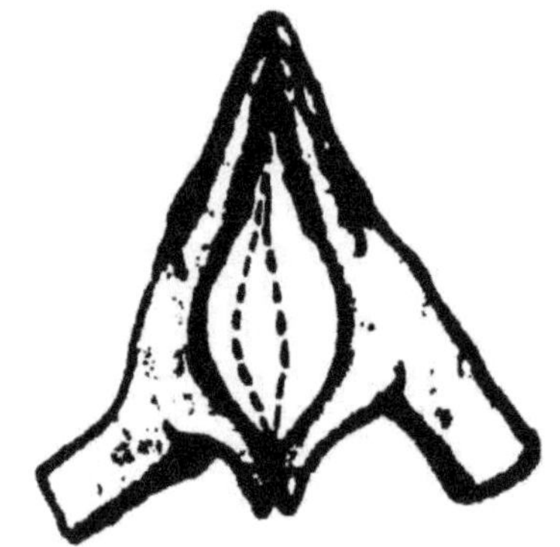

Das Dehnen und Stärken der Daumen.

Diese Übung entwickelt die Daumen und stärkt und fördert auf diese Weise die Willenskraft. Alle Finger stehen nämlich in Verbindung mit bestimmten menschlichen Eigenschaften bzw. Fähigkeiten, wie die folgende Abbildung zeigt:

Daumen: Logik und Willenskraft.
Zeigefinger: Bestimmung/Schicksal.
Mittelfinger: Lehren/Lernen/Lehrer.
Ringfinger: Mitmenschlichkeit/Empathie.
Kleiner Finger: Sexualität.

Der Daumen steht dabei für Logik und Willenskraft, der Zeigefinger für das Schicksal. Der Mittelfinger repräsentiert die Wissensübermittlung, weil er dazu benutzt wird, um in den Sand zu zeichnen und zu erklären. Der Ringfinger verkörpert Mitmenschlichkeit und Altruismus, während der Kleine Finger mit Sexualität, Lust und der körperlichen Liebe verbunden ist.

Sie müssen lernen, die Bewegungen Ihrer Finger zu kontrollieren und sich ihrer bewusst zu werden. Ihr Ziel sollte es sein, die inneren Zusammenhänge mit den beschriebenen menschlichen Eigenschaften im wahrsten Sinne des Wortes zu be-greifen!

Spreizen Sie Ihre kleinen Finger nicht ab, denn dies steht für sexuelle Hyperaktivität. Wenn Sie eine Faust ballen, stecken Sie Ihren Daumen dabei niemals unter die anderen vier Finger, denn dies steht für einen schwachen Willen, schlechte Gesundheit und für die Anfälligkeit, Lügen aufzusitzen.

Beobachten Sie in Ihrem Alltag die Hände anderer Menschen, und achten Sie darauf, wie diese ihre Hände und Finger halten oder bewegen. Finger, die gedrückt werden, verstärken die ihnen zugeschriebenen Eigenschaften. Das gilt aber nur für ausgestreckte Finger. Liegen sie dagegen in der Handfläche, findet keine Verstärkung statt.

Die Heilkraft der Hände potenzieren

Nun folgt nun eine Übung, mit der Sie Ihre Hände mit elektrischer und magnetischer Kraft aufladen. Dadurch können Sie mit ihnen Heilenergien aussenden, welche Sie beim Handauflegen einsetzen können, um Schmerzen zu lindern sowie um die körpereigenen Heilkräfte zu fördern:

Stellen oder setzen Sie sich in Richtung der Sonne. Ihre Wirbelsäule ist dabei gerade, der Kopf aufrecht, das Kinn leicht zur Brust eingezogen. Atmen Sie mehrere Male tief aus und wieder ein.

Dann atmen Sie sieben Sekunden lang ein. Dabei legen Sie Ihre rechte Handinnenfläche auf die der linken. Reiben Sie dann mit der rechten Innenfläche kreisend im Uhrzeigersinn (von rechts nach links) die Innenfläche und die Finger Ihrer linken Hand.

Während dieser Einatmung führen Sie insgesamt sieben Kreisbewegungen mit der rechten Hand durch. Am Ende des siebten Kreises lassen Sie Ihre rechte Hand von der linken weggleiten, mit einer Bewegung, als würden Sie etwas abstreifen.

Halten Sie dann den Atem eine Sekunde lang an, während Sie gleichzeitig die Handfläche der linken Hand nach unten drehen.

Atmen Sie nun sieben Sekunden lang aus, wobei Sie Ihre rechte Handinnenfläche auf den linken Handrücken legen und nun mit einer kreisenden Bewegung im Uhrzeigersinn sieben Kreise darauf beschreiben.

Am Ende dieses siebten Kreises lassen Sie Ihre rechte Hand wieder von der linken weggleiten, ebenfalls mit einer abstreifenden Bewegung. Halten Sie dann den Atem eine Sekunde lang an, während Sie gleichzeitig Ihre rechte Handfläche nach oben drehen.

Atmen Sie nun sieben Sekunden lang ein. Dabei reiben Sie gleichzeitig mit der linken Handfläche die gesamte rechte Innenhand mit einer kreisenden Bewegung – diesmal aber im Gegenuhrzeigersinn (von links nach rechts). Führen Sie eine komplette Runde durch wie oben beschrieben.

Am Ende des siebten Kreises lassen Sie Ihre linke Hand von der rechten weggleiten, mit einer Bewegung, als würden Sie etwas abstreifen. Halten Sie dann den Atem eine Sekunde lang an, während Sie gleichzeitig die Handfläche der rechten Hand nach unten drehen.

Atmen Sie nun sieben Sekunden lang aus, wobei Sie Ihre linke Handinnenfläche auf den rechten Handrücken legen und darauf mit einer kreisenden Bewegung im Gegenuhrzeigersinn sieben Kreise mit Ihrer linken Hand beschreiben.

Am Ende dieses siebten Kreises lassen Sie Ihre linke Hand von der rechten weggleiten, ebenfalls mit einer abstreifenden Bewegung.

Halten Sie dann den Atem eine Sekunde lang an, und beginnen Sie einen neuen Zyklus, indem Sie wieder die linke Hand mit der rechten reiben.

Behandeln Sie auf diese Weise abwechselnd jede Körperseite jeweils sechs Mal. Insgesamt sind das also zwölf Zyklen der magnetisch-elektrischen Aufladung Ihrer Hände. Die Durchführung dieses Arkanums dauert demnach drei Minuten und zwölf Sekunden.

Beim Heilen durch Handauflegen müssen Sie folgendes beachten: Die „gebende“ Hand, mit welcher die Energie übertragen wird, ist stets die rechte. Sie wird auf den erkrankten Körperteil aufgelegt. Die linke Hand dagegen sollte auf jene Körperregion gelegt werden, die sich auf der gegenüberliegenden Seite befindet.

Sollten Sie feststellen, dass Sie während einer Behandlung zusätzliche Energie benötigen, trocknen Sie Ihre Hände gut ab, bevor Sie sie wieder auflegen, und erwärmen Sie sie, indem sie sie immer wieder kräftig aneinanderreiben.

Den Körper des Kranken können Sie zusätzlich energisch kneten und massieren. Das gilt auch für den befallenen Körperteil, vorausgesetzt, der Patient hat weder Fieber, Wunden noch entzündetes Gewebe. Sollte dies aber der Fall sein, müssen Sie Ihre Hand nur ganz sanft auflegen und sich darauf konzentrieren, die Heilkraft vorsichtig zu übertragen, um das zerstörte Gewebe zusammenwachsen zu lassen, damit es sich dem Heilprozess vollständig öffnen kann.

Den Blutdruck normalisieren

Um den Blutdruck (bei sich selbst und anderen) zu beeinflussen und ihn auf einen normalen Wert zu bringen, legen Sie die Finger beider Hände auf die Halsseiten unterhalb der Ohrläppchen, und führen Sie dort eine sanfte Massage durch. Drücken Sie diese Stelle leicht, und massieren Sie sie mit kreisenden Bewegungen.

Heilsame Zungenmassage

Bei Störungen des Magens und der Geschlechtsorgane verwenden Sie einen Holzstab mit abgerundeten Enden. Er sollte ungefähr einen Zentimeter breit und 8 bis 10 Zentimeter lang sein. Sein Durchmesser sollte etwa ca. 0,5 bis 1 Zentimeter betragen.

Der Stab sollte außerdem gut poliert sein. Um Unwohlsein im Magen zu heilen und um die Gedärme anzuregen sowie um den allgemeinen Tonus der Geschlechtsorgane zu verbessern, nehmen Sie diesen Stab, und führen Sie ihn in den geöffneten Mund ein, so dass er auf der Zunge liegt. Halten Sie ihn mit beiden Händen fest, und drücken Sie kräftig damit, so dass das runde Vorderteil Druck auf Ihre Zunge ausübt. Sie werden dabei Schmerzen empfinden, diese müssen Sie aber ungefähr fünf bis fünfzehn Minuten lang aushalten.

Für Beschwerden im Oberbauch drücken Sie auf die mittlere Zungenregion. Um die Gedärme und die Geschlechtsorgane positiv zu beeinflussen, drücken Sie weit hinten am Zungenansatz. Beachten Sie: Auf gar keinen Fall sollten Sie diese Behandlung bei einer Schwangerschaft durchführen, da die große Gefahr einer Fehlgeburt besteht.

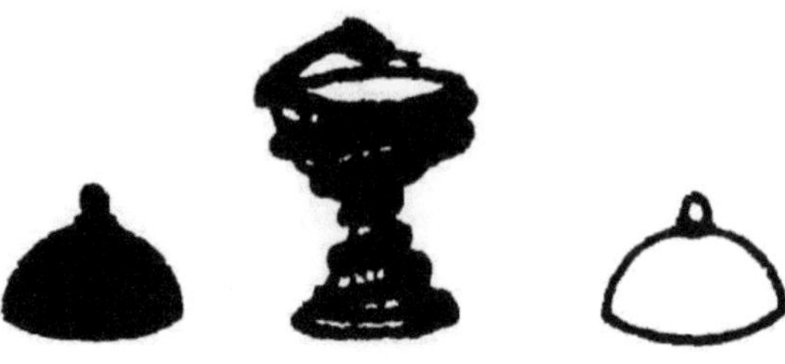

13. Kleines Arkanum: Die Batterie der Lebensenergie aufladen und die Lebensdauer verlängern

Dieses Arkanum sollten Sie vor allen wichtigen Angelegenheiten durchführen.

Die „Batterie" der Lebensenergie im Körper befindet sich in der Wirbelsäulenflüssigkeit. Weil diese in die grundlegenden Körper- und Hirnzentren fließt, versorgt sie sie normalerweise mit ihrer innewohnenden Vitalkraft. Bei Erschöpfung oder Energiemangel hat der Organismus seinen eigenen Weg, auf natürliche Art und Weise die Wirbelsäulenflüssigkeit in Bewegung zu setzen: nämlich durch das Gähnen!

Wenn Sie gähnen, wird dabei Druck auf die Medulla oblongata (das verlängerte Rückenmark an der Schädelbasis) ausgeübt. Diese dehnt sich daraufhin aus und drückt auf die anderen Hohlräume innerhalb des Kopfes. Auch der Zentralkanal der Wirbelsäule (der vierte Ventrikel) wird auf diese Weise angeregt. Wenn Sie richtig gähnen, spüren Sie einen erfrischenden Druck im Kopf, der sich zu den Ohren hin fortsetzt und dabei ein rauschendes Geräusch erzeugt. Gleichzeitig vernehmen Sie eventuell ein Klingeln wie von zarten Silberkettchen. Das tiefe Einatmen dabei führt überdies zu einem angenehmen Gefühl im Solarplexus.

Abgesehen vom Gähnen gibt es noch zwei Übungen, welche das Strömen der Wirbelsäulenflüssigkeit anregen und dafür sorgen, dass die Nervenzentren im Körper mit vitaler Lebensenergie versorgt werden. Sowohl diese beiden Techniken als auch einfaches Gähnen können Sie anwenden, wenn Sie spüren, dass Sie einen zusätzlichen Energieschub benötigen.

Erste Übung zur Aktivierung der Wirbelsäulenflüssigkeit

Spannen Sie Ihre Kiefermuskulatur an, ohne dabei die Zähne tatsächlich zusammenzubeißen, etwa so, als würden Sie kauen, aber ohne dass sich Ihre Zähne währenddessen berühren.

Entspannen Sie dann Ihre Kiefermuskulatur, und schieben Sie den Unterkiefer leicht nach vorne und wieder zurück. Wenn Sie diese Übung richtig durchführen, werden Sie eventuell ein sanftes Geräusch wie von zarten Silberkettchen hören. Je nach Bedarf führen Sie diese Übung zwölf Mal oder öfter durch.

Öffnen Sie daraufhin Ihren Mund so weit wie möglich, indem Sie die Kiefermuskulatur so weit dehnen, wie Sie können. Schließen Sie anschließend Ihre Augen, und drücken Sie die Lider fest zu. Daraufhin werden Sie ein brausendes Geräusch hören, und es werden sich Tränen in Ihren Augen bilden. Wenn dies der Fall ist, wissen Sie, dass Sie die Übung korrekt durchführen. Auch diesen Übungsteil sollten Sie mindestens zwölf Mal oder öfter nacheinander anwenden.

Verbinden Sie nun folgendermaßen den ersten und zweiten Teil dieser Technik:

Spannen Sie Ihre Kiefermuskulatur an, als ob Sie kauen würden, und öffnen Sie gleichzeitig den Mund, wobei Sie die Augen fest schließen. Wenn Sie den Mund öffnen, atmen Sie kräftig durch den Mund ein, so lange, bis Ihr Solarplexus sich behaglich und erfüllt anfühlt. Auch diese Übung sollten Sie mindesten zwölf Mal durchführen. Mit ihr entspannen Sie Ihr gesamtes Nervensystem.

Gleichzeitig schenken Sie ihm dadurch die Möglichkeit, sich bei Bedarf erneut anspannen zu können, um sich neuen Gedankenmustern zu öffnen. Wenn Sie an dieser Übung arbeiten und sie korrekt durchführen, werden Sie darin den wichtigsten und mächtigsten Schlüssel zu frischer Energie und Kraft entdecken.

Wenn Sie gähnen, senden Sie dabei außerdem extrem kraftvolle Wellen in den Äther um Sie herum aus. Dadurch beeinflussen Sie bei anderen Menschen in Ihrer Umgebung telepathisch die gleichen Körperpartien, die am Gähnvorgang beteiligt sind. Deswegen werden sie dazu verleitet, ebenfalls zu gähnen. Dies ist der Grund, warum Gähnen so ansteckend ist. Wenn Sie dies realisieren, werden Sie verstehen, dass die beste Art und Weise, um telepathische Botschaften auszusenden, darin besteht, sie mit einem Gähnen einzuleiten. Sie sollten deswegen Ihre telepathischen Übermittlungen und deren Schwingung immer in einem Zustand absoluter Entspannung mit einem Gähnen auf den Weg schicken.

Zweite Übung zur Aktivierung der Wirbelsäulenflüssigkeit

Diese Übung können Sie im Stehen oder im Sitzen durchführen. Ihre Wirbelsäule sollte aber auf jeden Fall aufrecht sein.

Legen Sie die Rückseiten der Finger beider Hände zusammen, die Fingerspitzen weisen nach oben, und die Spitzen der Daumen ragen hervor und drücken gegeneinander.

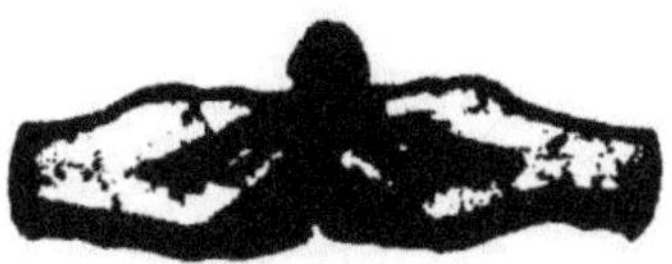

Die Finger sind an den Knöcheln der Handrückseite zusammengelegt. Die Daumen ragen hervor.

Führen Sie jetzt Ihre so zusammengelegten Hände über den Kopf nach hinten, so dass Ihre gebeugten Finger mit den Spitzen auf dem oberen Teil des Genicks ruhen, in der Höhlung, wo Kopf und Hals aufeinandertreffen. – Dort liegt das verlängerte Rückenmark, die Medulla oblongata. Drücken Sie dann an dieser Stelle sanft mit Ihren zusammengelegten Fingern. Ihre Mittelfinger sollten direkt auf jenem Punkt liegen, wo das Genick in den Schädel übergeht, die anderen daneben.

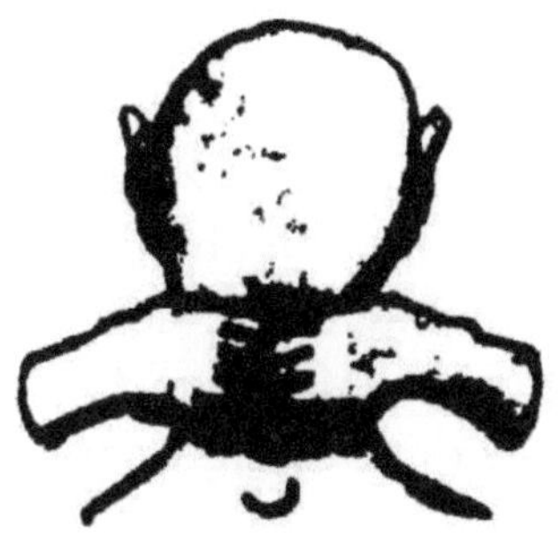

Das verlängerte Rückenmark am Genick mit den zusammengelegten Fingern massieren.

Lassen Sie dann den Kopf nach unten sinken, so dass Ihr Kinn auf der Brust liegt. Heben Sie ihn dann wieder nach oben, und beugen Sie ihn nach hinten, ohne dabei den Druck Ihrer Daumen und Ihrer Hand zu verändern. Wiederholen Sie diesen Vorgang zwölf Mal oder öfter.

Diese Übung übt einen starken positiven Einfluss auf alle Funktionen des verlängerten Rückenmarks aus, welches absolut grundlegende Körperprozesse steuert. Auch die Zirbeldrüse wird dabei aktiviert, und sie kann sich vergrößern und ihre Tätigkeit verbessern.

Sie sollten diese Technik immer dann anwenden, wenn Sie die Notwenigkeit verspüren, Ihre Energien zu erneuern.

Wenn Sie die Übung durchführen, oder auch direkt danach, können Sie vielleicht an der Schädelbasis ein Vibrieren fühlen und ein leises, zischendes Geräusch vernehmen. Verursacht wird es von der Rückenmarksflüssigkeit, die in den vierten Ventrikel ein- und wieder ausströmt.

Selbst-Erkenntnis

Nun folgt eine Übung, die schwierig zu erklären ist, wenn Sie die anderen Techniken dieses Kapitels noch nicht durchgeführt und komplett verstanden haben. Trotzdem ist sie von großer Wichtigkeit für Ihre persönliche Entwicklung. Mit dem Grundprinzip dieser Übung erwecken Sie die „Schlange der Selbsterkenntnis“.

Stellen oder setzen Sie sich mit aufrechter Wirbelsäule hin. Ihr Körper sollte ganz aufrecht sein, das Kinn leicht zur Brust eingezogen.

Konzentrieren Sie sich von Anfang an auf das Druckgefühl, das diese Übung in Ihrem Hinterkopf auslösen wird.

Atmen Sie ein, und verschließen Sie den Luftstrom in Ihrer Kehle mit den Muskeln des Schlundes und denen rings um Ihren Kehlkopf. Ziehen Sie die Muskeln des Anus dabei nach oben in Richtung der Wirbelsäule, und drücken Sie gleichzeitig das Zwerchfell nach unten wie beim Stuhlgang.

Lassen Sie nun die Spannung vom Unterbauch in den Oberbauch wandern: Der Unterbauch entspannt sich dabei, der Oberbauch wird angespannt. Der Schlund und der Anus bleiben verschlossen. Konzentrieren Sie sich auf das dabei entstehende Druckgefühl im Hinterkopf.

Wenn Sie den Drang verspüren, einzuatmen, atmen Sie zuerst vollständig aus und dann leicht und locker wieder ein. Sie werden bemerken, dass die Spannung in Ihrem Kopf, die von der Schädelbasis ausgeht, sich dabei nicht verändert.

Üben Sie diese Technik so lange, bis Sie Ihre Medulla oblongata (das verlängerte Rückenmark) auf Wunsch an- und wieder entspannen können. Spüren Sie, wie sich beim Anspannen die Muskulatur zwischen Schädel und Hals ebenfalls anspannt. Legen Sie Ihre Finger dorthin, und beobachten und fühlen Sie die Unterschiede des Anspannungsgrades in Ihrem Hals. Sie werden feststellen, dass Sie diese Muskelgruppen entspannen können, dabei aber immer noch den Druck im Kopf verspüren.

Wenn Sie den Druck in Ihrem Kopf loslassen, bewegen Sie den Schädel dabei nach vorne und hinten, nach links und nach rechts, und lassen Sie ihn entspannt auf den Schultern rollen. Mit diesen Bewegungen werden Sie die Entspannung im Kopf und in der Medulla oblongata fördern und unterstützen.

Führen Sie diese Übung oftmals durch, und konzentrieren Sie sich dabei stets auf das Gefühl der An- und Entspannung in Ihrem Kopf.

Anfangs sollten Sie die Empfindung, dass Sie willentlich das untere Ende Ihres Kopfes anspannen können, am Hinterkopf erspüren. Dann gehen Sie zum vorderen Teil über. Fühlen Sie, wie er sich anspannt, erst in Richtung des Punktes zwischen Ihren Augenbrauen und dann auf der Schädelspitze. Sie werden ebenfalls feststellen, dass Sie diese verschiedenen Regionen bewusst unterscheiden und dabei angespannt lassen können, aber immer nur jeweils eine zur selben Zeit.

Trainieren Sie auch, Ihre linke und Ihre rechte Kopf-Innenseite abwechselnd anzuspannen. Üben Sie dies oftmals, und seien Sie dabei langsam, beharrlich und regelmäßig. Sie sollten sich dabei die ganze Zeit über auf die Vorgänge und Empfindungen im Kopf und im Gehirn konzentrieren.

Diese Anspannung führt zu einem Druckgefühl innerhalb des Schädels. Nach jeder Übung sollten Sie daher das Kopfinnere vollkommen entspannen, wobei Sie Ihren Kopf sanft auf den Schultern rollen, wie bereits beschrieben.

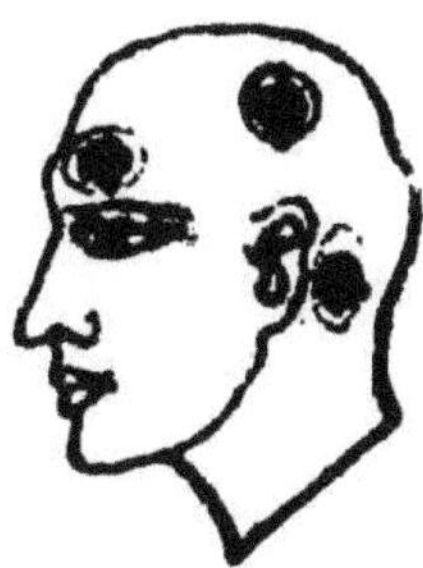

In diesen Regionen fühlen Sie den Druck im Kopfinneren. Lernen Sie, diese Punkte genau zu erspüren und zu lokalisieren. Sie sind der Schlüssel zur Erkenntnis Ihrer selbst!

Diese Übung entwickelt die Zirbeldrüse, und sie führt Sie auf den direkten Weg zur Selbstverwirklichung und Meisterschaft. Der Grund dafür ist die Tatsache, dass Gedanken elektrische Impulse sind, die in magnetisch geladenen Gehirnzentren entstehen. Die Intensität ihrer magnetischen Ladung kann man steigern oder verringern, indem die Medulla oblongata in Form von Druck auf diese Gehirnzentren und somit auf die Zirbeldrüse einwirkt.

Die Seele als ein ewiges „Ich!" bzw. als ein „Ich bin!" mit den Attributen „Ich denke!" – „Ich fühle!" – „Ich will!", kreist zwischen diesen drei Punkten im Kopfinneren (siehe die obige Abbildung). Sie befindet sich stets in der Gegenwart. Dennoch transformiert sie die Zukunft dabei in die Vergangenheit. – Für die Seele selbst jedoch existiert keine Zeit!

Achtung: Sollten Sie im Verlauf dieser Übung spüren, dass Ihr Kopf zur Seite hin zu zucken beginnt, so ist dies ein Zeichen dafür, dass die Energie sich soweit aufgestaut hat, dass sie im Begriff ist, überzufließen. Das bedeutet, dass sie sich bereits in den allumfassenden Äther verteilt. Sie sollten in diesem Fall die Übung sofort abrechen und sich entspannen.

Wir haben hier jene Techniken beschrieben, die Sie durchführen sollten, um wichtige Energiezentren innerhalb des Kopfes, insbesondere die Zirbeldrüse und das verlängerte Rückenmark, zu entwickeln. Dies ist das Ziel des dreizehnten Kleinen Arkanums.

Die Wirbelsäulenflüssigkeit tauschen

In äußerst dringenden und seltenen Fällen, wenn ein Leben auf dem Spiel steht und das Energielevel in der Rückenmarksflüssigkeit einer Person sich auf einem extrem niedrigen Niveau befindet, etwa aus Altersgründen oder gar aus schierem Mangel an Rückenmarksflüssigkeit, gibt es eine Technik, die man durchführen kann, um diese Flüssigkeit bzw. die ihr innewohnende Energie zu erneuern.

Hierbei kann ein zuverlässiger, eingeweihter Freund helfen. Es sollte sich dabei um eine junge, gesunde Person handeln, welche dieselbe Blutgruppe wie Sie besitzt, und die sich liebevoll dazu bereit erklärt, Ihnen etwas von ihrer eigenen Rückenmarksflüssigkeit zu spenden.

Zu diesem Zweck führt ein vertrauter Arzt mit einer Spritze eine Punktion durch und entnimmt zwischen den Wirbelknochen etwas Rückenmarksflüssigkeit. Diesen Vorgang vollführt er sowohl bei Ihnen als auch beim Spender. Die Menge der Flüssigkeit, die man Ihnen selbst abzieht, sollte nur sehr gering sein. Es geht lediglich darum, einen grundlegenden Kontakt zwischen beiden Rückenmarksflüssigkeiten herzustellen.

Die Menge, welche man der anderen Person entnimmt, sollte etwas höher sein und sich nach Ihren Bedürfnissen und Notwendigkeiten richten. Beide Flüssigkeiten – Ihre und die des Spenders – werden nun vermischt und daraufhin Ihnen in die Wirbelsäule injiziert, an derselben Stelle, wo auch der Stich beim Entnehmen gesetzt wurde.

14. Kleines Arkanum:
Ihre Wünsche manifestieren, die zweite Methode

Wenn Sie im Leben etwas Bestimmtes erreichen wollen, sollten Sie zuerst erkennen, auf welche Art und Weise Sie selbst damit in Beziehung stehen. Setzten Sie sich dazu an einen Tisch, wobei Sie in die Richtung blicken, in der sich die Sonne zu diesem Zeitpunkt befindet. Entspannen Sie sich, und konzentrieren Sie sich darauf, sich selbst in Ihrem SEIN zu erkennen: – „Ich!“ – „Ich bin!“

Meditieren Sie über die Wahrheit Ihres SEINS. Kontemplieren Sie darüber, dass Sie wirklich SIND, und denken Sie auch über jene Worte nach, mit denen sich Ihr Ich äußert: – „Ich denke! – Ich fühle! – Ich will!“

Spüren Sie mit jeder Faser Ihres Wesens, dass Sie sich Ihrer selbst bewusst sind. Erkennen Sie zugleich, wie Sie im Gehirn und im Inneren Ihres Kopfes *Ein*-drücke empfangen und diese in das verwandeln, was Sie selbst *aus*-drücken.

Bemühen Sie sich um eine klare Vorstellung und ein tiefes Verständnis der folgenden Sätze:

- „Ich kann!“
- „Ich möchte!“
- „Ich muss!“
- „Ich will!“

Konzentrieren Sie sich nun auf den Wunsch, den Sie manifestieren wollen. Stellen Sie sich in allen Einzelheiten vor, wie es ist, wenn er sich erfüllt hat. Fühlen Sie dann, wie das Verlangen nach seiner Erfüllung in Ihren gesamten Solarplexus strömt und ihn ganz erfüllt.

Wenn Sie dann mit vollkommener Sicherheit davon überzeugt sind, dass die Realisierung Ihres Wunsches unvermeidlich ist, erwecken Sie in sich ein Gefühl absoluter Entschlossenheit.

Atmen Sie tief ein, und halten Sie dann die Luft an, indem Sie die Muskeln des Schlundes verschließen. Erheben Sie Ihre rechte Hand, und ballen Sie diese zur Faust. Der Daumen liegt auf den anderen Fingern auf. Spannen Sie nun die Faust und den gesamten Arm fest an, so dass sie vibrieren.

Schlagen Sie dann abrupt und kraftvoll den Arm und die geschlossene Faust auf den Tisch herunter, an dem Sie sitzen, an jener Seite, an welcher der kleine Finger liegt.

Halten Sie den Atem so lange an, bis Sie den Schlag ausgeführt haben und dieser den Solarplexus erschüttert. Die Imagination Ihres Wunsches wird durch den Stoß vom Solarplexus in den Kopf hineingeschleudert, wo sie sich in reinen Willen verwandelt.

Wenn Ihre Faust den Tisch erreicht, lassen Sie sie wieder locker, und atmen Sie stoßweise aus, so dass die gesamte Luft aus Ihren Lungen herausströmt. Während Sie ausatmen, sprechen Sie diese Worte:

„Ich befehle, dass …“, und fügen Sie Ihren Wunsch hinzu. Senden Sie diese Vorstellung in Form einer kraftvollen Anrufung bzw. eines mächtigen Befehls wellenförmig in den allumfassenden Äther hinaus.

Exakt in dem Augenblick, wenn Ihre Faust auf dem Tisch aufschlägt, beugen Sie sich leicht nach vorne, und führen Sie einen kleinen Hüpfer durch, als direkte Reaktion auf die Kollision, die Ihren Solarplexus, die Lenden und den Kopf erschüttert. Die Faust prallt dabei durch den Rückstoß in einer halbkreisförmigen Bewegung in Richtung Ihres Körpers zurück.

Beenden Sie dieses Arkanum ebenfalls mit einer kurzen, aber energischen halbkreisförmigen Bewegung der Hand in Richtung Ihres Körpers.

Der Trick bei dieser Übung besteht darin, all diese Details miteinander zu koordinieren.

Wiederholen Sie diese Übung einige Male, je nachdem, wie wichtig der Wunsch für Sie ist.

Hiermit endet die Übung des vierzehnten Arkanums, mit dem Sie einen Wunsch manifestieren.

Sie sollten diese Technik auf keinen Fall ausführen, wenn andere Ihnen dabei zusehen, und sie unbedingt nur alleine anwenden! Sollte sich Ihr Wunsch aber auf einen anderen Menschen beziehen oder diesen direkt betreffen, müssen Sie die Übung in der folgenden, abgewandelten Form praktizieren:

Führen Sie den Beginn dieses Arkanums wie zuvor durch. Das Schlagen mit der Faust auf den Tisch ersetzen Sie aber durch einen kaum wahrnehmbaren Druck Ihrer Hände, mit welchem Sie Ihren Befehl unterstreichen. Während des Befehls übt stets die rechte Hand einen unmerklichen Druck auf die linke aus.

Bei dieser Variante sollten Sie Ihren Befehl bzw. Ihren Wunsch nur sehr, sehr leise in jenem Moment aussprechen, wenn Sie ihn durch den Druck der Hände mit Kraft aufladen. Außerdem sollten Sie ihn wirklich präzise formulieren.

Es gibt dabei drei Varianten, um die Übung auf diese Weise durchzuführen. Sie unterscheiden sich durch die Handstellung, die Sie dabei einnehmen:

Erste Handposition:

Legen Sie die rechte Handinnenfläche auf den linken Handrücken. Die Finger umgreifen dabei das linke Handgelenk.

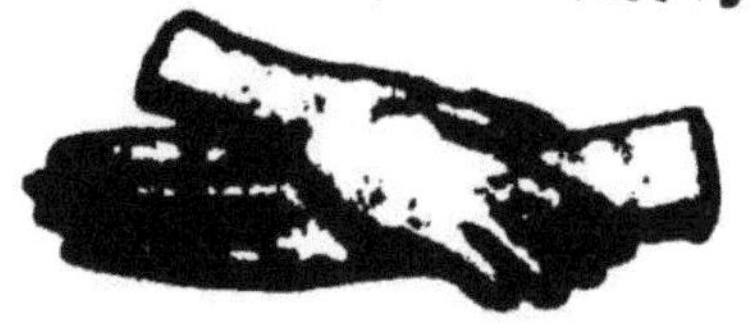

Zweite Handposition:

Umgreifen Sie mit der rechten Hand den Handrücken der linken, so dass die Finger in der linken Handinnenfläche liegen. Der rechte Daumen liegt auf der Rückseite des linken Handgelenks, die anderen Finger drücken auf die Wölbung der linken Handinnenfläche.

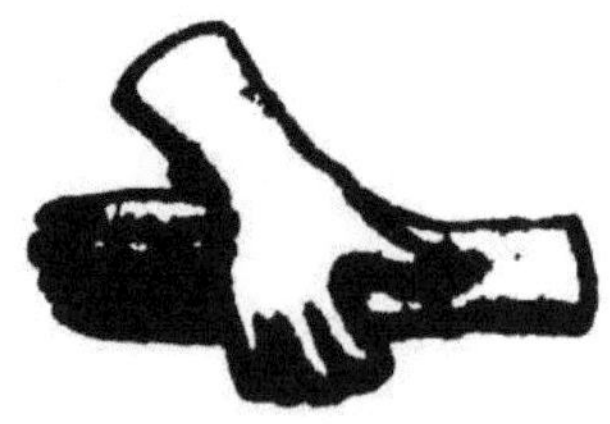

Dritte Handposition:

Verschränken Sie die gekrümmten Finger beider Hände so, dass sie sich jeweils an den Innenseiten berühren und dort Druck ausüben. Beide Daumen liegen dabei außen auf einem Handknöchel der Gegenseite auf.

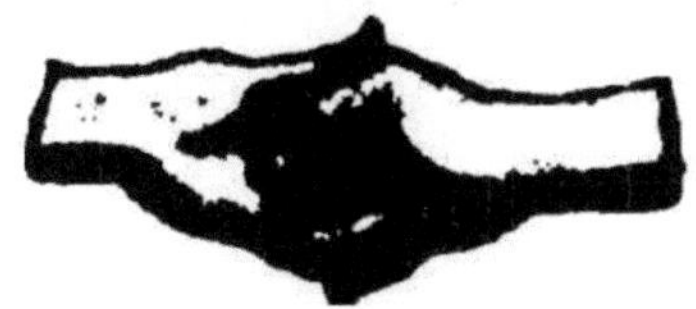

Wenn Sie die dritte Handstellung einnehmen, können Sie die Wirkung des Befehls verstärken, wenn Sie die symbolische Bedeutung der einzelnen Finger berücksichtigen, die wir hier noch einmal wiederholen:

Der Daumen repräsentiert den Willen, der Zeigefinger das Schicksal, der Mittelfinger steht für den Lehrer bzw. die Weitergabe der Lehren, der Ringfinger symbolisiert menschliche Gefühle wie Mitgefühl oder Altruismus, und der kleine Finger verkörpert fleischliches Verlangen und Sexualität.

Je nachdem, welche Gefühle Sie erwecken und über welche Gefühle Sie befehligen wollen, üben Sie mit Ihren Daumen einen Druck auf die Knöchel derjenigen Finger aus, die über die jeweiligen gewünschten Eigenschaften gebieten.

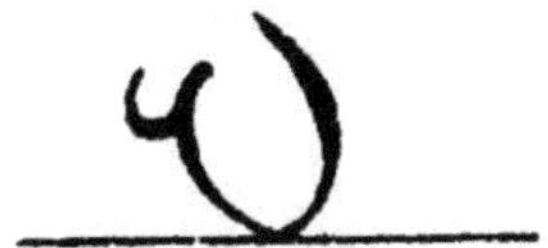

15. Kleines Arkanum: Wie Sie eine geistige Verbindung mit einer bestimmten Person herstellen, egal, ob sie an- oder abwesend ist

Die Tiefe des Atems und sein Rhythmus geben Auskunft darüber, auf welcher energetischen Schwingungsebene sich ein Individuum gerade befindet.

Wenn Sie sich auf die Schwingungen eines Menschen einstimmen wollen, um einen innerlichen Kontakt mit ihm herzustellen, beobachten Sie, wie sich der Brustkorb dieser Person, die Sie kontaktieren möchten, mit dem Atem hebt und wieder senkt. Beginnen Sie dann, im Einklang damit zu atmen.

Sie werden auf diese Weise einen Kontakt mit dieser Person aufbauen, und dies wird Sie in die Lage versetzen, sie zu verstehen und sie zu beeinflussen. Sie werden auch feststellen, dass, wenn Sie sich einmal auf den Atem des anderen eingestellt haben, Sie seine Atmung steuern können, und damit auch seinen Gemütszustand. Dies müssen Sie allerdings so tun, dass die Person nichts davon bemerkt.

Denken Sie immer daran, dass der Meister-Rhythmus die höchste spirituelle Frequenz darstellt: sieben Sekunden einatmen, dann eine Pause von einer Sekunde, gefolgt von einer Ausatmung von sieben Sekunden und anschließend wiederum von einer Sekunde Pause. Mit dieser Atmung werden Sie sich selbst und andere auf das Meister-Denken einschwingen.

Außerdem verbindet diese Atemtechnik die an ihr Beteiligten mit dem Rhythmus von Mutter Erde, die eine lebendige Wesenheit ist. Wenn Sie viele Menschen gleichzeitig in Einklang bringen wollen, können Sie dies durch das Singen des Mantras „AUM" erreichen. Sie werden sich dann auf das kosmische AUM einschwingen.

Sie können sie ebenfalls binnen fünf bis fünfzehn Minuten dazu bringen, sich auf den Meister-Rhythmus einzustellen bzw. sich mit ihm in Einklang zu versetzen, indem Sie die Personen beim Ausatmen die Silben

„YAT-HA-AH-HU-VAI-RI-OH!"

singen und sie daraufhin sieben Sekunden lang wieder einatmen lassen.

Gesungene Mantren sollten Sie folgendermaßen anwenden, je nachdem, welche Ergebnisse Sie erzielen wollen:

Wenn Sie lange, klangvolle Mantren singen, verlangsamt dies die Schwingungen im Organismus, und es wirkt beruhigend. Es entspannt uns und lässt uns Ruhe und Frieden verspüren. Die Effekte von langsameren Schwingungszuständen können Sie zusätzlich unterstützen, indem Sie sich während des Mantras sanft nach vorne und hinten wiegen.

Schwingungszustände mit höheren Frequenzen spannen den Geist an und verhärten ihn. Ihre Effizienz können Sie steigern, indem Sie dabei mit den Händen klatschen und mit den Füßen auf den Boden stampfen. Dies versetzt den Anwender in einen Zustand der Hysterie, der oft in einem Zustand großer Aufruhr enden kann. Auch können damit übersinnliche Phänomene erzeugt werden, und der Geschlechtstrieb wird ebenfalls geweckt.

Die meisten Menschen sprechen besser auf hochfrequente Schwingungszustände an, die im Übrigen auch sehr viel einfacher zu erreichen sind. Auf diese folgt oft ein Zustand der Erschöpfung. Deswegen kann man solche Frequenzen ebenfalls zur Förderung der Entspannung nutzen.

Verwenden Sie bei diesen Techniken einfache Gesänge und einfache Rhythmen.

Menschen, die einander lieben, können sich schwingungsmäßig aufeinander einstellen, indem sie sich auf eine bestimmte Art und Weise küssen, und zwar so, dass sie zuerst gemeinsam den Atem anhalten und daraufhin zusammen damit beginnen, im selben Rhythmus und in derselben Tiefe zu atmen. Dies lässt sich auch durch das Halten an den Händen weiter unterstützen.

Um über die Entfernung eine Verbindung miteinander herzustellen, müssen Sie einen geeigneten Zeitpunkt wählen, nämlich, wenn die Person, mit der Sie Kontakt aufnehmen wollen, sich in einem Zustand tiefer Entspannung befindet.

Die beste Zeit dafür ist nachts, wenn der andere schläft. Dabei sollten Sie wieder in Richtung des Sonnenstands gewandt sein. Beginnen Sie den Vorgang des Einschwingens, indem Sie sich selbst bewusst in einen entspannten Zustand versetzen und dabei ruhig atmen, so, als ob Sie schliefen. Konzentrieren Sie sich dabei mit Ihrem geistigen Auge auf die andere Person.

Um den Kontakt mit Ihrer Zielperson noch zu verstärken, können Sie einen Gegenstand verwenden, der ihr gehört und welcher daher den energetischen Abdruck des anderen in sich birgt. Dies sind die Spuren der Ausstrahlungen, welche die betreffende Person auf dem Objekt hinterlassen hat. Sie können ebenfalls ein Abbild des anderen herstellen. Diese Figur sollten Sie so anfertigen, dass Sie währenddessen permanent an die Zielperson denken und sie auch mit allen Sinnen fühlen, so dass das Objekt schließlich zu einer wahrhaftigen Repräsentation des anderen wird. Anschließend können Sie dieses Abbild mit Gegenständen bestücken, die der Person tatsächlich gehören.

Wenn Sie eine derartige Figur in den Händen halten, wird Sie dies in die Lage versetzen, schnell einen Kontakt zum anderen aufzubauen, indem Sie quasi dem unsichtbaren Band folgen, das die wirkliche Person und ihr Abbild miteinander verbindet. Behandeln Sie den Gegenstand daher so, wie Sie auch die wirkliche Person behandeln würden.

Wenn Sie sich dann geistig auf den anderen einstimmen, werden Sie feststellen, dass das Abbild der Zielperson bald über eine Art Eigenleben verfügt und damit tatsächlich zu der anderen Person wird!

Wenn Sie damit beginnen, sich einzuschwingen, verändern Sie langsam Ihren Atemrhythmus, und nachdem Sie sich eingestimmt haben, übernehmen Sie dann die Führung, indem Sie den von Ihnen gewünschten Atemrhythmus vorgeben.

Wenden Sie diese Technik nur für positive Zwecke an. Sie sollten diese Übung ebenfalls immer ganz bewusst durchführen und auch nur, wenn Sie sich darüber im Klaren sind, dass Sie wirklich in Übereinstimmung mit dem höchsten Willen handeln. Mit dieser Technik spielt man nicht. Man führt sie nicht aus Neugierde durch, sondern ausschließlich, um anderen zu helfen.

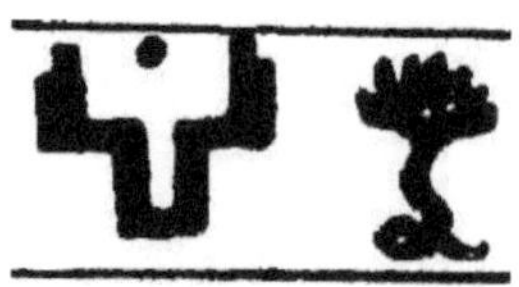

Die endgültigen Schritte zur Erleuchtung

SIE sind der mathematische und der geometrische Mittelpunkt des gesamten Universums, denn Sie befinden sich inmitten seines Zentrums, dessen Radius sich in die Unendlichkeit ausdehnt.

Anstatt Dingen hinterherzulaufen, sollten Sie ihnen befehlen, zu Ihnen zu kommen. In IHREM Universum sind SIE der Herrscher, und bei IHREM Universum handelt es sich um DAS Universum. Fordern Sie daher! Wünschen Sie sich etwas, und begehren Sie es! Rufen Sie es herbei, befehlen Sie ihm, sich zu manifestieren!

Dies ist das das große Mysterium Gottes, der gleichzeitig überall ist.

In jenem Moment, in dem Sie sich vollkommen darüber klar werden, dass SIE der Mittelpunkt des gesamten Universums sind, werden Sie auch tatsächlich dazu. Der absolute Mittelpunkt liegt in Ihnen, bzw. Sie manifestieren sich in ihm.

Sie sind mit sehr großen Kräften ausgestattet, und Ihr Potential ist unendlich. Durch ein extrem feines Gewebe von anziehenden und abstoßenden Kräften sind Sie mit allem im Universum verbunden. Wie eine Spinne im Zentrum ihres Netzes spüren Sie daher jeden Einfluss und jeden Impuls von überall her, und so wirken Sie ebenfalls auf das Gleichgewicht aller Kräfte ein.

Arbeiten Sie daran, zu erkennen, dass SIE der Mittelpunkt des Universums sind! Seien Sie sich dessen bewusst, und entwickeln Sie in zunehmendem Maße die Gewissheit darüber. Daraus besteht das mystische Eins-Sein, und daraus besteht die absolute Verwirklichung.

Aus diesem Wissen entspringen Autorität, Macht und Zuversicht. Diese Qualitäten zu verwirklichen, führt zur absoluten Wahrheit. Weisheit besteht dann darin, sich über diese Wahrheit bewusst im Klaren zu sein. Führen Sie sich also immer zu Bewusstsein, dass SIE der Mittelpunkt des Universums sind.

„Ich! – Ich bin!" ist eine Erkenntnis von majestätischer Würde, und sie ist der Schlüssel zu jenem Mysterium, wie sich die Einheit im Komplexen verbirgt. Selbsterkenntnis ist die Antwort auf die uralte Forderung: „Erkenne dich selbst!" Sie ist auch die Antwort auf das ewige Rätsel, das da lautet: „Gott ist ein unsterblicher Mensch, der Mensch ist ein sterblicher Gott!"

Wenn Sie laufen oder ein Gefährt benutzen, sind nicht Sie es, der sich bewegt. Es ist vielmehr Ihre Umgebung, welche sich um Sie herum als den ewig ruhenden Mittelpunkt bewegt! Dabei folgt sie den Gesetzen des Ausgleichs, die sich nach den stets wechselnden Verhältnissen der positiven und negativen Energieladungen richten, welche man „Bewegung" nennt.

Dies führt dazu, dass SIE sich im Raum manifestieren. Dadurch, dass Sie Ihre *Ein*-drücke in *Aus*-drücke verwandeln, passen Sie Ihre Umgebung an sich selbst an. – Daraus besteht die Magie, und daraus besteht das Wunder des: „Ich bin, was ich bin!"

Erwachen Sie, und öffnen Sie die Augen! Erheben Sie sich, und werden Sie aufrecht! Werden Sie sich bewusst, vollkommen bewusst, erkennen und verinnerlichen Sie jenes „Ich!" – „Ich BIN!", jenes „Ich bin ICH!"

Umfassen und vereinen Sie das Bewusstsein des Kosmos mit dem Bewusstsein Ihrer selbst! Wenn der Mikrokosmos sich das Gewand des Makrokosmos überstreift, dann ist dies das Mysterium des Großen im Kleinen und des Kleinen im Großen: „Ich heiße ICH!", „Ich heiße VIELE!", und „Ich bin ALLE, und ich bin ein Teil des GANZEN!"

Wenn das Gefühl Ihres „Ichs" zu einer untrennbaren Einheit wird, dann zentriert sich das Alltags-Ego im wahren Selbst. Dies ist das Entfachen seines Wachstums und seiner Entwicklung.

Zu manchen Zeiten ist man mit irgendeiner bestimmten, noch nicht weiterentwickelten Teilpersönlichkeit gesättigt. Aber im Einklang mit dem Gesetz, dass Gleiches auch Gleiches anzieht, wird es nicht dabei bleiben. Denn das Wachstum des „Wahren Ichs", wenn es einmal in Bewegung gesetzt wurde, wird sich immer weiter fortsetzen, bis es ein Ausmaß erreicht, das unvorstellbar ist.

Wenn dann der Punkt seiner maximalen Ausdehnung *innerhalb* des Körpers erreicht ist, wird sein Wachsen beginnen, sich nach *außerhalb* zu richten. Es wird dann durch seinen gesteigerten Schwingungszustand einen Raum einnehmen, der viel größer als der physische Körper ist. Das „Wahre Ich" breitet sich dann über die eigene Aura hinweg weit aus, und es erschafft das, was Eingeweihte als die „Wahre Persönlichkeit" *erkennen*. Uneingeweihte hingegen *spüren* diese „Wahre Persönlichkeit" eher diffus. Ein „Wahres Ich" von dieser Dynamik vereint sich mit anderen, kleineren Egos, die in seiner Reichweite liegen, und es wächst auf diese Weise immer weiter an. Dies ist dann ein „Wahres Ich" wie jenes von großen Anführern und Weisen. Die

Schwingungen und die Macht seiner Willenskraft werden von vielen Menschen instinktiv verspürt, und sie fühlen sich davon angezogen, sei es durch einen inneren Zwang oder durch spontane Zuneigung.

Ursprünglich handelt es sich beim normalen Ich, beim Ego, um etwas, das im Körper nur sehr klein vorhanden ist, nicht größer als ein Keim oder ein Funken, welcher dem physischen Leib innewohnt. Dieser Funken wächst aber durch die Übungen, die wir in diesem Buch geschildert haben. Ihr Zweck ist es, die *Ein*-drücke, die Sie empfangen, zu verwandeln, so dass sie zum *Aus*-druck Ihres „Wahren Selbst" werden.

Diese Techniken reinigen jene Kanäle, welche den Ansturm aller äußeren Wahrnehmungen übermitteln. Dann erst erschließen sich jene verborgenen Wege, auf denen all diesen Äußerlichkeiten geantwortet wird mit einem: „Ich bin hier!", – „Ich bin Teil des Ganzen!", – „Ich nehme Anteil an der Schöpfung!". Solange diese Kanäle noch nicht vollkommen offen und rein sind, wächst der Funken des Ichs zwar, aber er verbleibt noch innerhalb des Körpers und unterscheidet nach wie vor zwischen der Innen- und der Außenwelt. Dies ist die erste Phase der Entwicklung des „Wahren Ichs".

Die zweite Phase ist die der sogenannten „Sättigung": Durch stetes Üben und Entwickeln des „Wahren Ichs" wächst es und stößt an jene Grenzen, welche ihm der fleischliche Körper setzt. Es besitzt nun dieselben Ausmaße wie der physische Leib, durch den es agiert. Beide passen perfekt ineinander, und sie bilden eine vollkommene Einheit. Das Ich füllt das Gefäß vollständig aus, in welchem es residiert. – Wie ein Samen, der zur Pflanze ausgewachsen ist, die nun den gesamten Pflanztopf einnimmt. Dies ist das Mysterium des biblischen Diktums: „Iss' von diesem Brot. Dies ist mein Leib. Trink' von diesem Wein.

Dies ist mein Blut!" Hier befindet man sich bereits in einem Zustand der Heiligkeit.

Mit der weiteren Ausdehnung des Ichs wächst es schließlich über die Grenzen seiner fleischlichen Behausung hinaus. Es wird dann zu dem, was außen ist, wohingegen der Körper sich zum Samen dessen verwandelt, was innen liegt. Hierbei handelt es sich um das Entwickeln echter Unsterblichkeit, der Unsterblichkeit der Götter. Das „Wahre Ich" greift dann nach Dingen, von denen Uneingeweihte weder gehört haben noch die sie sich jemals vorstellen können. Dies ist der Zustand, in dem sich die großen Meister und Erlöser befinden, deren Ziel es ist, das Karma von ganzen Geschlechtern und Nationen auf dieser Erde zu befreien.

Ein solches Ich denkt, spürt und handelt auch durch andere menschliche Egos, die sich in seinem Einflussbereich befinden. Es ist dabei ihr Herr und Meister, denn es ist stets vollbewusst und darauf bedacht, wahrhaftig wahrzunehmen. Durch seine Weisheit und seine Achtsamkeit bemüht es sich darum, ein korrektes Verständnis zu erlangen und dies praktisch umzusetzen.

Ein solchermaßen entwickeltes Ich denkt außerhalb seines physischen Körpers, und es fühlt und handelt auch dort. Da es mit anderen Wesen wie durch unsichtbare Fäden verbunden ist, mit jenem „Band, das vereint", denkt und fühlt es im abstrakten Raum. Es nimmt dann sein eigenes Denken nicht länger im Kopf wahr, sondern oberhalb des Schädels, in einem Winkel von 30 bis 45 Grad darüber. Durch diese Art des Denkens und Fühlens befindet sich auch der Wille im Raum außerhalb seines Körpers. Der physische Leib dient dann nur noch als eine Art Verwurzelung oder eine Art Embryo. – Dies ist der tiefere Sinn des biblischen Diktums: „Ich bin der Weinstock, ihr seid die Reben!"

Die gesamten Gedanken-, Gefühls- und Willensprozesse wachsen schließlich weit über den materiellen Körper hinaus. Dabei sind sie immer vollbewusst und machtvoll. Das „Wahre Ich“ residiert dann zwar in der Außenwelt, aber es wird von unsichtbaren Banden zusammengehalten, über welche die Überseele wacht.

Dieser Weg führt den Praktizierenden in jenen Zustand, den man im Buddhismus „Arhat“ nennt: Er hat dann alle Gier, Verblendung und Hass vollständig abgelegt und ist nicht mehr dem Kreis der Wiedergeburt unterworfen. Dies ist die Bedeutung des biblischen Aphorismus: „Ich und der Vater sind eins!“

Bei einem solch fortgeschrittenen Zustand des Bewusstseins und des Ichs ist eine Begegnung mit anderen Menschen automatisch damit verbunden, ihren individuellen Entwicklungsstand wahrzunehmen. Der Eingeweihte bezeichnet sie dementsprechend entweder als Nachbarn, als Bekannte oder als treue Freunde, je nachdem, in welchem Entwicklungsstadium sich ihr Wahres Inneres Selbst (in Bezug auf das eigene) befindet. Dieses kann sich nämlich nicht vor jenem Auge verbergen, welches allsehend geworden ist.

Wahrhaft treue Freunde sind uns dann immer ein Licht, welches unseren Weg erleuchtet!

Anhang:
Schamanistische Techniken

Anhang 1:
16. Kleines Arkanum:
Wie Sie bei der Zeugung Einfluss auf das Geschlecht eines Kindes nehmen/ Empfängnis und Vorherbestimmung

Jeder Geschlechtsakt ist eine schöpferische Handlung von äußerster Tiefgründigkeit. Es handelt sich hierbei um einen tatsächlichen Schöpfungsprozess, und den Naturgesetzen entsprechend liegt hierin auch der Schlüssel zur Unsterblichkeit. Dies ist ein elementarer Faktor jener Doktrin, die von den Alten tradiert wurde.

Bei jenem schöpferischen Funken, welcher die Seele dazu bringt, sich im Fleisch zu inkarnieren, handelt es sich um das Ur-Prinzip des Klangs.

Beim Orgasmus wird dem Mann meistens ein doppelter Laut entfahren: Der erste ist ein tiefes Einatmen, das mit einem Keuchen oder einem Zischen verbunden ist. Während des Höhepunkts hält er dann zumeist den Atem an, um an dessen Ende mit einem Seufzer auszuatmen. Wenn der letzte Laut beim Ausatmen ein OM ist, wird hierdurch der Lebensfunken des Mannes in die Frau übertragen. Dadurch wird die Empfängnis eingeleitet, und die Befruchtung der Eizelle durch die Spermien findet statt. Ohne diesen Laut des Mannes kann die Empfängnis nicht geschehen.

Wie man das Geschlecht eines Kindes bei der Zeugung vorherbestimmt, hängt unter anderem vom Bewusstseinszustand ab, in dem sich die Eltern während des Geschlechtsakts befinden. Ein anderer wichtiger Faktor ist der Umstand, ob die beiden während der Zeugung die Sonnen- oder aber die Mondatmung durchführen.

Wenn der Mann beim Verkehr auf seiner linken Seite liegt und dabei die Frau anblickt, die wiederum auf ihrer rechten liegt, wird er automatisch die Sonnenatmung ausführen. Sein Atem wird nämlich hauptsächlich durchs rechte Nasenloch fließen. Die Frau wiederum wird sich im Zustand der Mondatmung befinden, weil sie stärker durchs linke Nasenloch atmet. Das Kind, das aus dieser Vereinigung hervorgeht, wird ein Junge sein.

Wenn hingegen der Mann auf seiner rechten Körperseite liegt und die Frau auf ihrer linken, wird er sich Stadium der Mondatmung befinden. Er atmet dann vornehmlich durchs linke Nasenloch. Die Frau wiederum wird die Sonnenatmung ausführen, weil die Luft durch ihr rechtes Nasenloch strömt. Das Kind aus dieser Vereinigung wird ein Mädchen sein.

Es gibt darüber hinaus noch andere Atemkombinationen, die Einfluss auf das Kind nehmen. Wenn sowohl der Mann als auch die Frau sich in der Sonnenatmung befinden, wird so ein so gezeugter Junge eher feminin sein, bzw. ein so gezeugtes Mädchen wird eher maskulin werden.

Hiermit endet das sechzehnte Arkanum, mit welchem das Geschlecht eines Kindes bei seiner Zeugung beeinflusst werden kann.

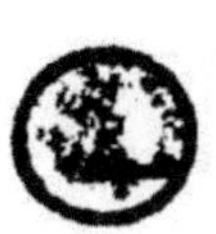 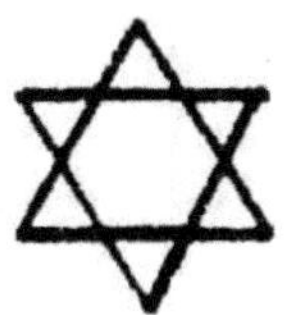 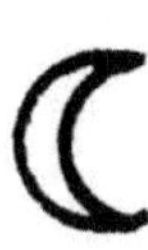

Anhang 2:
Das Siebte Meister-Arkanum (Teil 2):
Die Beherrschung des Wetters

Diese Übung steht für sich alleine, und sie besitzt keine Verbindung zu den vorherigen. Sie ist ein rein magischer Akt, der darauf abzielt, das Wetter in der eigenen Umgebung zu kontrollieren. Man kann sie als eine Art Prüfstein für die Entwicklung ansehen, die Sie durch das regelmäßige Üben der anderen Meister-Arkanen erreicht haben. Sie zeigt nämlich erst dann Resultate, wenn der Spiegel Ihrer eigenen Seele klar geworden ist, so dass gezielte Ursachen, die Sie im eigenen Inneren herstellen, Wirkungen in der Außenwelt erzeugen. Erst, wenn Sie die „Witterung" in sich selbst beherrschen, können Sie darüber hinausgehen. Auch sollten Sie zu Anfang keine dramatischen Effekte erwarten, die ausgelösten Veränderungen können nämlich sehr subtil sein.

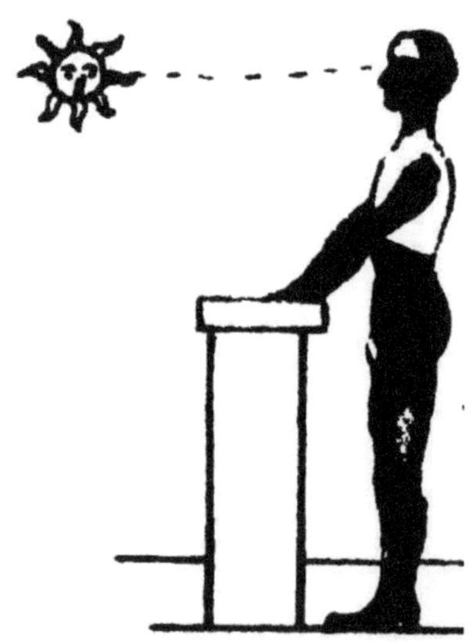

Die Körperstellung. Die Augen sollten wieder auf die Sonn, den Mond, einen Stern oder den Punkt an der Wand gerichtet sein, aber locker und nicht fixiert, so dass die Sicht zwischendurch auch verschwimmen kann.

Stellen Sie sich aufrecht hin, etwa einen halben Meter entfernt von einem Tisch oder einem kleinen Schrein, auf dem sich eine Schale befindet. Dieses Gefäß kann rechteckig, rund oder fünfeckig sein. Es sollte einen Durchmesser von etwa 50 cm besitzen und ca. 10 bis 15 cm hoch sein. Füllen Sie es bis zur Hälfte mit reinem, sauberem (Quell-) Wasser. Der Schrein, auf dem das Gefäß steht, sollte so hoch sein, dass Sie Ihre Hände darauf legen können, ohne dass sie sich dabei anstrengen bzw. den Körper beugen müssen.

Nehmen Sie die grundlegende Blickposition ein.

Leeren Sie Ihre Lungen, indem sie alle Luft darin durch ein *Hecheln* ausstoßen.

Legen Sie jetzt Ihre Hände so in das Gefäß, dass das Wasser sie vollständig bedeckt. Die Handinnenflächen ruhen auf dem Boden der Schale. Dabei sind Ihre Finger fächerartig gespreizt, Daumen und Zeigefinger beider Hände berühren sich.

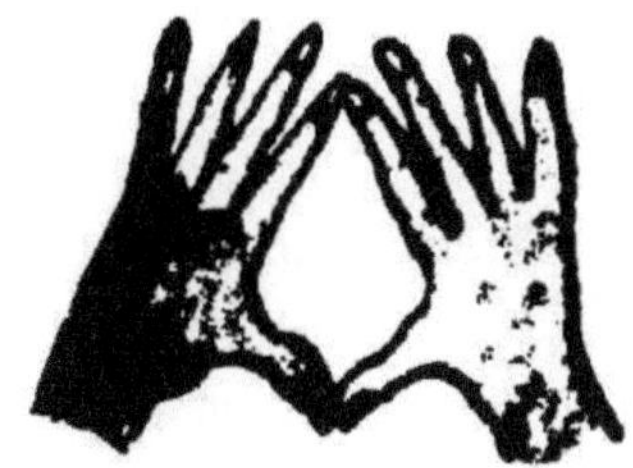

Die Handstellung.

Atmen Sie dann sieben Sekunden lang tief ein, und halten Sie die Luft eine Sekunde lang an.

Anschließend atmen Sie langsam durch den Mund wieder aus. Dabei *seufzen* Sie, bis die Atemluft Ihre Lunge komplett verlassen hat. Ihre Stimme sollte dabei so klingen, dass sie dem Seufzen des Windes gleicht. Die Ausatmung bei diesem Arkanum geht stets natürlich und einfach vonstatten, ohne die bei den vorherigen Übungen vorgeschriebene Dauer von sieben Sekunden.

Halten Sie nun die Luft eine Sekunde lang an, und atmen Sie dann sieben Sekunden lang wieder ein. Anschließend folgt eine Atempause von abermals einer Sekunde.

Danach atmen Sie wieder durch den Mund aus. Diesmal geben Sie aber dabei ein *klagendes* Geräusch (wie der Wind an einsamen Orten) von sich, das mit einem leichten Pfeifton vermischt ist.

Dann halten Sie eine Sekunde lang die Luft an, und atmen Sie anschließend wieder sieben Sekunden lang tief ein. Nun halten Sie die Luft eine Sekunde lang an.

Anschließend atmen Sie durch den Mund aus, wobei Sie ein *grollendes Geräusch* von sich geben, wie das Brüllen eines Orkans. Auch dieses Geräusch ist gleichzeitig mit einem pfeifenden Laut wie dem Pfeifen des Windes vermengt.

Dies sind drei komplette Atemzyklen: Seufzen, klagen und grollen.

Wiederholen Sie diese drei Zyklen jeweils vier Mal, so dass diese Übung insgesamt zwölf Atemzyklen umfasst.

Es gibt ein Wort, das Sie als integralen Bestandteil in diese seufzenden, klagenden und grollenden Atemzyklen einbauen müssen. Seine Silben werden so intoniert, dass sie den klanglichen Hintergrund dieser drei verschiedenen Laute bilden, und dies verleiht Ihnen die Macht, die elementaren Kräfte des Windes, des Sturms und des Hurrikans zu erwecken. Dieses Wort heißt: I-HAU-HAA!

Sie müssen es klanglich mit Ihrer Ausatmung vermengen, während Sie *seufzen*, *klagen* oder *grollen*. Durch die Tatsache, dass es die Kräfte des Windes und des Sturmes anzieht, verändert dieses Arkanum die klimatischen Bedingungen in Ihrer Umgebung. Dies geschieht mit der Hilfe der mächtigen Geister EL BORACH, dem Geist des Gewitters, und mit dem Beistand von WAAT, dem Geist des Windes.

Anhang 3:
Magische Projektion
Die Anrufung von Engeln,
himmlischen Mächten und Elementarwesen

Führen Sie dieses Werk um Mitternacht durch, und blicken Sie dabei nach Norden. Laden Sie Ihren Körper zuvor mit Hilfe des ersten Meister-Arkanums mit Energie auf.

Vertiefen Sie sich dann meditativ in Ihr „Wahres Ich" und im Bewusstsein des „Ich bin!", und stellen Sie sich in einen Kreis, welchen Sie mit Kreide oder Kohle auf den Boden aufgemalt haben. Entweder in seine Mitte oder um den Kreis herum haben Sie ein Quadrat gezeichnet. – Die geometrischen Formen des Quadrats und des Kreises öffnen den Weg in die Unendlichkeit!

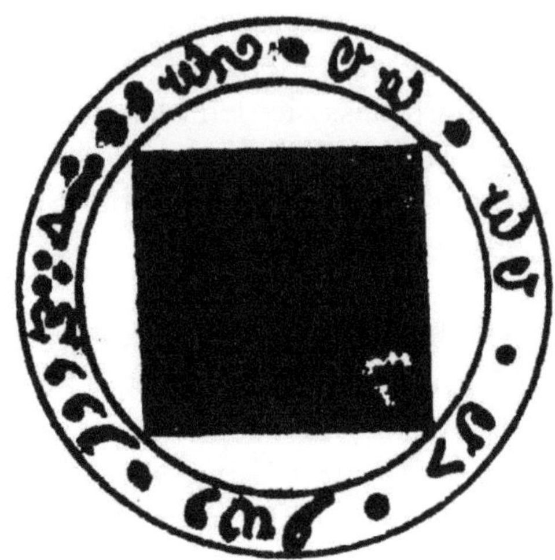

Der Kreis.

Beim Zeichnen müssen Sie die Kreide oder Kohle in Ihrer rechten Hand halten. Die linke Hand ist zur Faust geballt, der Daumen bedeckt dabei den Zeige- und Mittelfinger und übt Druck auf beide aus.

Diesen magischen Kreis ziehen Sie von links nach rechts, womit Sie dem Lauf der Sonne folgen. Um ihn herum sollten Sie Namen oder Attribute des Schöpfers schreiben, abhängig vom Ziel des Rituals. Auf jeden Fall sollten Sie diese Schutzworte konzentriert, gefühlvoll und voller Willenskraft aufzeichnen und dabei Ihre Intention in die geschrieben Worte senden.

Dazu gibt es zwei Möglichkeiten:

„YAT-HA-AH-HU-VAI-RIO". („Der Wille des Herrn ist das Gesetz der Heiligkeit!") Dies ist das Wort des vollkommenen universellen Schutzes.

Das andere Machtwort, das Sie um den Kreis schreiben können, lautet:

„YAT-HA-AH-HU-VU!" („Der Wille des Herrn ist Macht!")

Wenn Sie wollen, können Sie diese Worte entweder in lateinischer Schrift oder – wie oben – in den Schriftzeichen des *Zend-Avesta* aufmalen.

Denken Sie daran: Dieser magische Kreis ist der Schutz sowohl vor Ihren bewussten als auch Ihren unbewussten Gedankenformen. Diese können nämlich zu einem extrem gefährlichen Grad anwachsen und dann versuchen, Besitz von Ihrem Körper oder Ihrem Verstand zu ergreifen.

Vor Ihnen sollte ein Altar oder Schrein stehen, auf dem Sie dasselbe Symbol des Zirkels mit dem Quadrat in der Mitte angebracht haben. Einen Tisch, den Sie fortan nur zu diesem Zweck nutzen, können Sie ebenfalls verwenden.

Dieser Altar bzw. Tisch sollte aus Marmor, Holz oder aus Metall bestehen. Das darauf angebrachte Symbol kann entweder eingeritzt oder aufgemalt sein.

Den magischen Stab müssen Sie aus einem hölzernen Ast schnitzen. Durch seine Mitte ziehen Sie einen Draht aus magnetischem Stahl, welcher zugleich aus einer der beiden Spitzen hinausragt und somit den Nordpol des Stabes bildet.

Der Südpol befindet sich an seinem entgegengesetzten Ende. Dort haben Sie auf folgende Weise einen Turmalin-Kristall befestigt: Um den Stab herum winden Sie im Uhrzeigersinn einen Kupferdraht, an dessen Ende sich eine kleine Kupferplatte befindet. Auf dieser Platte fixieren Sie den Stein. Die Länge des magischen Stabes sollte der Ihres Unterarms entsprechen.

Der Altar repräsentiert das energetisch ausgeglichene Feld, innerhalb dessen die eigentliche Arbeit stattfindet.

Magie bedeutet, eine mit Energie aufgeladene Imagination – angefüllt mit Emotionen und Willenskraft – nach außen zu projizieren. Führen Sie dies korrekt durch, dann verbindet sie sich dabei auch mit anderen Kräften von außerhalb.

Wenn Sie dabei den Stab zu Hilfe nehmen und entweder seinen Nord- oder Südpol auf die nach außen projizierte Imagination richten, dann wird dieses Vorstellungsbild jene Energien anziehen, welche dieselbe Schwingungsfrequenz besitzen und dadurch unermesslich an Kraft gewinnen. Sie alle werden dann jenem bewussten Gedanken gehorchen, welcher diese Mächte rief, nämlich dem Ihren. Auf diese Weise rufen Sie die himmlischen Mächte an.

Bedenken Sie dabei aber immer, dass ein bewusstes Willens-Feld, welches mit Emotionen aufgeladen wurde, eine eigene Realität und ein echtes Eigenleben annimmt. Daher müssen Sie sich auch notfalls davor schützen können und auch die Kraft besitzen, einem eventuellen energetischen Rückstoß zu widerstehen.

Eine magische Anrufung bedeutet also: die Imagination auf einen einzigen Punkt zu konzentrieren, diese mit Emotionen zu erfüllen und zugleich mit der Willenskraft zu stärken. Dann wird durch die magnetischen und elektrischen Energien, die darin wohnen, dieser eine Gedanke zu einem Kristallisationszentrum, um welches sich alle Energien sammeln und aufbauen. Dadurch materialisiert sich der Gedanke und wird in der Außenwelt manifest.

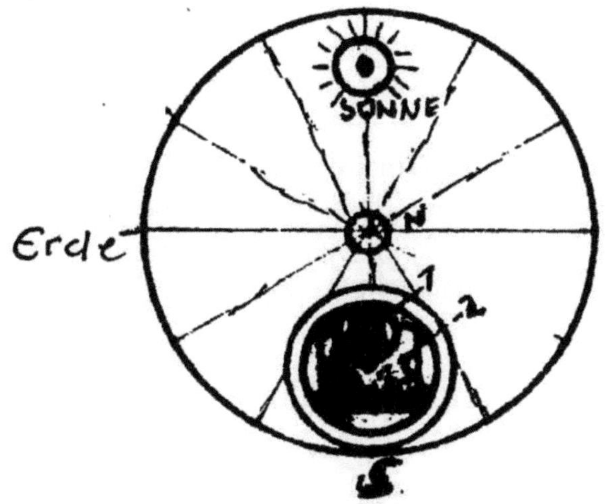

Eine Projektion aus kosmischer Sicht, von oben gesehen. Sie zeigt, wie sich alle Energien bündeln und zusammenfließen.
1: Der Altar.
2: Der Kreis.
N: Nordpol.
S: Südpol.

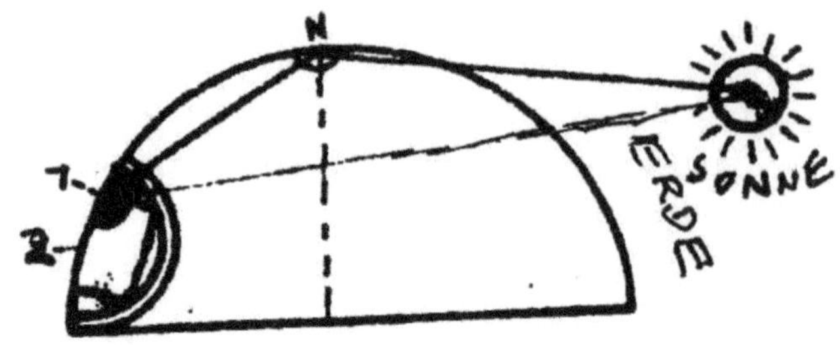

Dasselbe in Profilansicht.

Wenn Sie mit dem Nordpol des Stabes (seiner solaren Seite) arbeiten, dann wird der Gedanke sich manifestieren im Einklang mit dem heiligen Diktum: „Wie oben, so unten. Wie unten, so oben.“

Wollen Sie aber die Kräfte und Wesen der vier Elemente (Feuer, Wasser, Luft, Erde) rufen, dann wecken Sie zuerst Ihre spirituelle Kraft in sich selbst. Projizieren Sie diese dann in einen Bereich hinein, den Sie außerhalb des magischen Kreises gezeichnet haben. Zeichnen Sie dazu ein Dreieck mit einem Kreis darin.

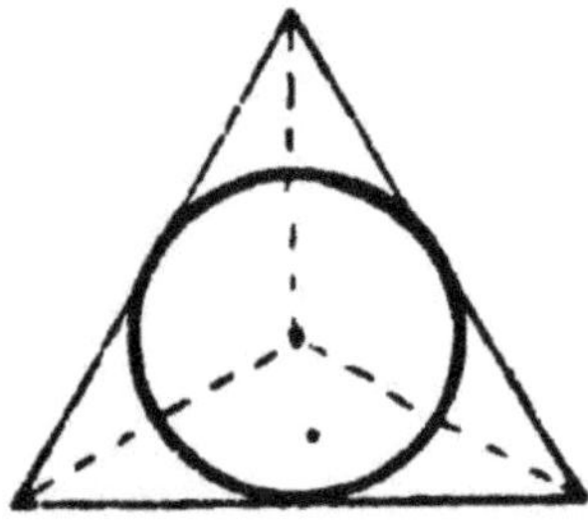

Die Form des Bereichs, in dem das Elementarwesen erscheint. Diese Figur zeichnen Sie außerhalb des magischen Kreises. In ihr befinden sich auch die Kerzen für das Ritual. In seiner Mitte bündeln sich die Energien der Projektion nach außen Ihres konzentrierten, emotional aufgeladenen Gedankens.

Stellen Sie sich das Elementarwesen vor, wie es dieses Dreieck immer stärker erfüllt als reiner Ausdruck des angerufenen Elements. Richten Sie dabei den Südpol des Stabes auf diese Erscheinung. Bündeln Sie die Energien mehr und mehr zu einem einzigen Punkt. Wenn die Konzentration ihren Höhepunkt erreicht, bitten Sie das Wesen um die Erfüllung Ihres Wunsches.

Der Wunsch, das Begehren und der Wille des Eingeweihten bilden dann die Achse, um die herum sich durch die Anziehungskräfte der harmonischen Energien das Bild der Wesenheit des beschworenen Elementarwesens bzw. des Geistes manifestiert: „Ähnliches zieht Ähnliches an!“

Die Wege der Alten

Daniel Hornfisher

Das Walewski-Manuskript

Der Kaukasus war schon immer eines der wichtigsten spirituellen Zentren der Menschheit. In seinen abgelegenen Regionen konnten jahrtausendealte Traditionen unbeeindruckt vom Wandel der Zeiten überleben.

Als der der polnische Diplomat Graf Stefan Colonna Walewski (09.06.1897–19.05.1955) zu Beginn des zwanzigsten Jahrhunderts dieses Gebiet bereiste, kam er dort in Kontakt mit einer solchen Geheimüberlieferung. Irgendwo zwischen dem Schwarzen und dem Kaspischen Meer lernte er nämlich zwei Eingeweihte eines uralten, verborgenen Zirkels kennen, die über erstaunliche übersinnliche Fähigkeiten und ein profundes esoterisches Wissen verfügten.

Sie enthüllten ihm die Mysterien ihrer Lehren, ließen ihn aber zugleich schwören, dass er niemals offenbaren durfte, von wem er diese Geheimnisse erfahren hatte. Nach Abschluss des Unterrichts sah er seine Meister niemals wieder.

Walewski übersiedelte dann 1916 in die USA, wo er 1927 die amerikanische Staatsbürgerschaft annahm. In New York gründete er unter dem Namen „*Esoterica*“ das damals weltweit führende Geschäft für Antiquitäten mit okkultem Bezug. In seinen Glanzzeiten umfasste das Sortiment über 20.000 kostbare und einzigartige historische Artefakte sowie die größte Sammlung von Büchern zum Thema Dämonologie auf amerikanischem Boden.

Noch lange nach Walewskis Tod schwärmten seine Kunden und Freunde von der einzigartigen, rätselhaften Atmosphäre dieses Ortes, der inmitten der fiebrigen Großstadt wie eine Pforte in eine andere Dimension anmutete.

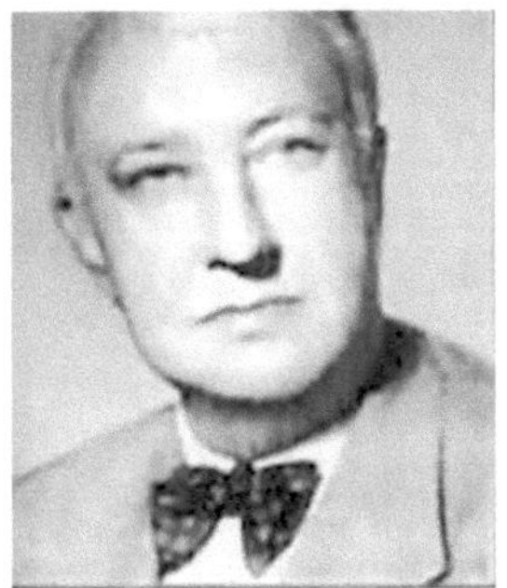

Graf Stefan Colonna Walewski.

Walewski selbst führte seinen außergewöhnlichen Sammlererfolg auf jene Lehren zurück, die er einst im Kaukasus empfangen hatte. Er behauptete, dass er mit ihrer Hilfe eine Art „spirituellen Magnetismus" entwickelt hatte, der sogar scheinbar unerreichbare Kostbarkeiten automatisch anzog.

Sein einstiger Unterricht im Kaukasus hatte in persischer und russischer Sprache stattgefunden. Später übersetzte er die Lehren seiner Meister ins Englische und schrieb sie in ein Notizbuch, das er mit zahlreichen Illustrationen versah – das legendäre *„Walewski-Manuskript"*.

AND TO THE LEFT, SHAKE THE FACE TO RIGHT
AND TO LEFT, AND LIMPLY ROLL YOUR HEAD
ON YOUR SHOULDERS, – THOSE ARE MOTIONS
THAT WILL HELP TO RELAX THE TENTION IN
THE MEDULLA OBLONGATA AND THE HEAD.
USE THIS EXERCISE OFTEN AND STUDY THE
FEELING CONNECTED WITH TENSION
AND RELAXATION IN THE HEAD.
FIND OUT THAT YOU CAN TENSE AT THE
BASE OF THE SKULL, (THE BACK OF THE HEAD)
THEN IN THE FRONT OF THE HEAD - BACK OF
THE POINT BETWEEN THE EYEBROWS, THEN
ON THE TOP OF THE HEAD, – ALSO YOU WILL
FIND THAT YOU CAN IN YOUR CONSCIOUSNESS
SEPARATE THOSE AREAS AND KEEP THEM
TENSE - ONE AT THE TIME. PRACTICE THE
TENSING OF THE RIGHT SIDE AND THE LEFT
WITHIN YOUR HEAD. · DO THIS PRACTICE
DILIGENTLY, SLOWLY AND PERSISTENTLY.
KEEP YOUR CONSCIOUSNESS AT ALL THE
TIMES ALERT FOR THE PHENOMENA
GOING ON INSIDE YOUR HEAD AND THE -
BRAIN.
NOTE. THE TENSENESS IS RECOGNIZED
BY FEELING OF PRESSURE WITHIN.
ALWAYS AFTER EXERCISING RELAX IN-
SIDE OF YOUR HEAD COMPLETELY, BY
MOWING YOUR HEAD ON THE NECK.

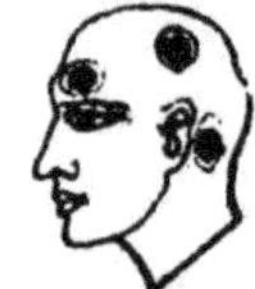

AREAS OF TENSION
PRESSURE FELT INSIDE
OF THE HEAD.
LEARN TO KNOW THOSE
POINTS WITHIN YOURSELF
THE ARE THE KEYS AND
THE LOCKS TO KNOWLEDGE
OF YOURSELF.

THIS EXERCISE DEVELOPES THE PINEAL GLAND

Eine Seite aus Walewskis Originalmanuskript.

Aufgrund seiner damals noch mangelhaften Englischkenntnisse und der Schwierigkeiten, das Gelernte immer adäquat in Worte zu kleiden, war so ein teilweise rätselhafter Text entstanden, dessen geheimnisvolle Aura aber perfekt mit seinem Inhalt korrelierte.

Im Jahr 1955, kurz vor Walewskis Tod, erschien das Buch als Faksimile der Originalhandschrift unter dem Titel *„A System of Caucasian Yoga As Orally Received By Count Stefan Colonna Walewski"* im Verlag *The Falcon's Wing Press,* Indian Hills, Colorado. Diese Ausgabe ist heute überaus selten und unter Sammlern sehr gesucht. Die Originalhandschrift ging dann an den esoterischen Schriftsteller Charles Musès

(28.04.1919 – 26.08.2000) und später an die Forschungsgesellschaft *„Borderland Sciences“* (Eureka, Kalifornien) über.

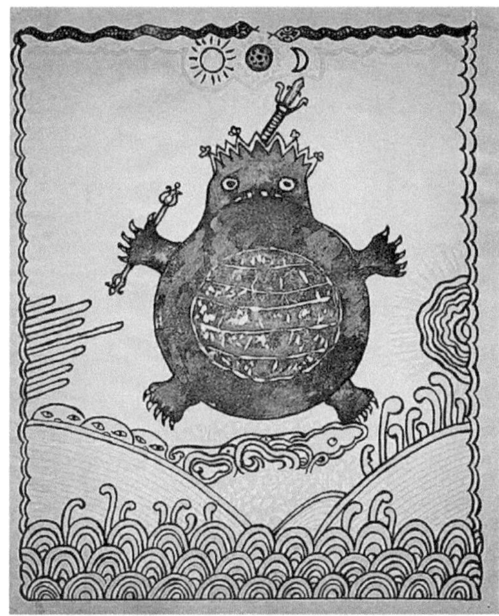

Titelbild der Originalausgabe von 1955.
Eine schamanistische Zeichnung von Walewski.

Skythen und Sarmaten

Über den Ursprung der Lehren dieses Buchs wurde viel spekuliert. Die Gegend, in der Walewski in das System eingeweiht wurde, war vermutlich von Tscherkessen (auch Zirkassier genannt) bewohnt, einem alten kaukasischen Volksstamm. Inhaltlich finden sich im Buch zahlreiche Verweise auf die alt-persische Religion des Zoroastrismus und die Bücher des *Zend-Avesta*, auf schamanistische Praktiken, auf alt-ägyptische Techniken, indische Yogatraditionen sowie verschiedene andere Geheimlehren, die hier teilweise mit modernen wissenschaftlichen Erkenntnissen vermengt sind.

Charles Musès behauptete, dass die Mentoren Walewskis derselben Gruppierung angehörten, denen auch der armenische Weisheitslehrer Georges I. Gurdjieff (ca. 1860–29.10.1949) seine wichtigsten Einweihungen verdankte. Gurdjieff selbst gab an, dass es ein „Kloster (oder ein Dorf) der Sarmaten" gewesen sei, wo er sehr bedeutsame Geheimüberlieferungen erlernt hatte.

Die Sarmaten (auch Sauromaten genannt) waren ein Verbund altiranischer Reiterstämme, die gemeinsam mit den Skythen seit dem sechsten vorchristlichen Jahrhundert die Steppen der heutigen Ukraine und Südrusslands besiedelten. Schriftlich erwähnt wurden sie erstmals 513 v. Chr. Ihre Ursprünge sind aber wesentlich älter und verlieren sich im Nebel der Jahrtausende. So existieren im Kaukasus skythische Grabhügel, die man auf mindestens 1100 v. Chr. datiert.

Gurdjieff schreibt in seiner Autobiographie, dass die „Sarmoung" – dies ist die armenische Schreibweise für „Sarmaten" – eine uralte esoterische Schule begründet hatten, die schon 2500 v. Chr. in Babylon existierte. Sie verfüge über machtvolles Wissen, das aus Ägypten stamme, lange bevor die Pyramiden erbaut wurden.

Er setzt die „Sarmoung" außerdem mit der frühchristlichen Sekte der Nestorianer in Beziehung. Sie waren Nachfahren der alten Byzantiner, nachdem sie aus Mesopotamien und Ninive vertrieben wurden. (Gurdjieff: *Meetings with Remarkable Men*, London 1985, S. 90). (Siehe auch: *Studies in Comparative Religion*, 214, Winter 1974, S. 25).

Der Gurdjieff-Schüler John G. Bennett (08.06.1897–13.12.1974) schreibt, dass die Sarmaten Babylon verließen, bevor Alexander der

Große dort einfiel. Sie zogen den Tigris flussaufwärts und siedelten dann im nördlichen Irak, in der verlassenen Hauptstadt der assyrischen Könige, nahe dem heutigen Mossul. (Bennett, John G.: *The Masters of Wisdom*, Naperville 1995, S. 57 und 64).

Der Name "Sarmaten" (Sarmoung) besitzt verschiedene Bedeutungen. John G. Bennett schreibt dazu, dass man das Wort unter anderem mit „Biene" übersetzen kann. In diesem Sinne, behauptet er, symbolisiert der Begriff das Sammeln von Honig – hier als traditionelles Wissen verstanden – das für zukünftige Generationen bewahrt wird. In einem alten armenischen Legendenzyklus mit dem Titel *„Die Bienen"* versinnbildlichen diese Insekten überdies eine geheimnisvolle Kraft, die aus der Zeit Zoroasters weitergegeben wurde.

Eine weitere Übersetzungsmöglichkeit lautet: „Haupt-Linienhalter der Tradition" oder aber „Jene, deren Köpfe gereinigt wurden" – die also erleuchtet sind. Noch eine andere Lesart kann sein: „Jene, welche die Lehre Zoroasters bewahren". (Bennett, John G.: *Gurdjieff: Making of A New World*, Naperville 1992, S. 56-57).

Der zeitgenössische amerikanische Kampfkunstexperte Robert Allen Pittman schreibt: „Die Worte ‚Sarmatia' oder ‚Sarman' (...) können auch als „reptilisch" oder „schuppig" gedeutet werden. Das kann sich beziehen sowohl auf den geschuppten Brustharnisch, den (die Sarmaten) trugen, als auch auf ihren alten Mythos, welcher besagt, dass ihr Stamm aus der Hochzeit von Herkules mit einer Schlangenfrau hervorgegangen ist." Pittman sieht den Ursprung ihrer Traditionslinie sogar in Atlantis, von wo sie über Ägypten und Persien bis in den Kaukasus gelangte. (*The Chiron Text*, www.wisbod.com).

Interessanterweise haben verschiedene Autoren Verbindungen der Reiterstämme der Skythen und Sarmaten zu zwei bedeutsamen westlichen spirituellen Traditionen gezogen. Der Begründer der Anthroposophie, Rudolf Steiner (27.02.1861–30.03.1925), erwähnt einen skythischen Propheten, den er als „hohen Adepten“ bezeichnet. Steiner betrachtet ihn als Bindeglied zwischen dem abendländischen Rosenkreuzertum und dem Buddhismus (zitiert nach Pittman, a. a. O.).

„Nicht weniger phantastisch mutet die Theorie an, die der (...) US-amerikanische Anthropologe Scott Littleton aufstellte. Er machte die Sarmaten für die Artus-Legende verantwortlich. Die Ritter der Tafelrunde, so Littleton, seien keine anderen gewesen als sarmatische Reiter, die gegen Ende des 2. Jahrhunderts als römische Hilfstruppen durch Britannien galoppierten.“ (Franz, Angelika: *Ins Jenseits mit Goldschmuck und Silberspiegel*, Spiegel Online, 23.09.2013).

Das Russisch-Ägyptische Yoga

Wer immer auch die geheimnisvollen Lehrer Graf Walewskis waren, eines ist sicher: Die Techniken und Doktrinen, die sie ihm beibrachten und die den Kern dieses Buches bilden, sind sehr alt und sehr wirksam. Dieses System wurde unter anderem bezeichnet als: *„Persisches Yoga“*, *„Kaukasisches Yoga“*, *„Der Weg der Skythen“*, *„Ägyptisches Yoga“* oder als *„Sarmatisches Yoga“*.

Auch die *„Mazdaznan-Bewegung“*, eine esoterische Lebensreform-Schule des frühen 20. Jahrhunderts, verwendet Teile dieser Übungen. Allerdings fehlen dort wesentliche Details, die für den Erfolg der Techniken unabdingbar sind, wie etwa das gezielte Abspeichern der aufgenommenen Energien in bestimmten Körperzentren. Ohne diese Feinheiten können diese Übungen jedoch überhaupt nicht ihr volles Potential entfalten. (Siehe z. B.: Ha'nish, Otoman Zar-Adusht: *Die Macht des Atems*, Bern, Freiburg/Br., Salzburg, o. J.).

Dass wir für diese Erstübersetzung ins Deutsche den neuen und auf den ersten Blick etwas ungewohnt anmutenden Begriff *„Russisch-Ägyptisches Yoga"* (RÄY) gewählt haben, geschah aus mehreren Gründen:

Zum einen hat der Verfasser dieser Zeilen den Text Walewskis grundlegend überarbeitet und vielfach ergänzt. Offensichtliche Fehler wurden dabei stillschweigend korrigiert. Einige versprengte Textpassagen wurden zusammengeführt, weil der innere Zusammenhang auf diese Weise besser ersichtlich ist. An einigen Stellen beinhalten die Hinzufügungen des Autors auch persönliche Interpretationen, die aber stets aus der Theorie und Praxis heraus wohlbegründet sind. Auf diese Weise war es uns ein Anliegen, den manchmal sperrigen, skizzenhaften und teilweise rätselhaften Originaltext in ein tatsächliches Übungsbuch zu verwandeln, das die Praxis wirklich nachvollziehbar macht. Um diese Interpretationsarbeit zu kennzeichnen, hielten wir eine eigenständige Bezeichnung für wünschenswert, um sie von etwaigen anderen Auslegungen abzugrenzen. Außerdem wurde in diese Ausgabe ein Zusatzkapitel über die praktische Arbeit mit den Ägyptischen Energie-Stäben sowie eine Variante (die erste) des siebten Meister-Arkanums eingefügt.

Gleichzeitig soll mit der Bezeichnung auch Ägypten als das vermutliche Ursprungsland wichtiger Elemente dieses Systems gewürdigt werden. Da diese Tradition auf russischem Boden fortgelebt hat und dort weitergegeben wurde, schien es uns angemessen, diesen Umstand ebenfalls zu berücksichtigen. Zudem sind es gerade das heutige Russland und seine benachbarten Regionen, wo die Übungen dieses Systems – besonders unter Heilern und Ärzten – derzeit sehr populär sind.

Hier findet auch nach wie vor die wissenschaftliche Erforschung der „Ägyptischen Energie-Stäbe“ und ihrer Wirkungen auf Körper und Bewusstsein statt. Teilweise sind es sehr renommierte Institute und einzelne Gelehrte, die sich diesen Untersuchungen widmen.[15]

Dabei konnte mit moderner Messtechnik bestätigt werden, dass die Arbeit mit diesen Stäben tatsächlich zu sehr starken Energiezuwächsen im Körper führt. Auch die heilenden und gesundheitsfördernden Wirkungen auf das Immunsystem, den Blutdruck und zahlreiche andere Körperfunktionen wurden dabei belegt.

Nach reiflicher Überlegung haben wir davon Abstand genommen, die Übungen im Buch durch exklusiv angefertigte Photos zu illustrieren. Für jeden, der sich ernsthaft mit dem Text auseinandersetzen will, reichen die Übungsbeschreibungen im Verein mit den Illustrationen aus, um diese Techniken zu erlernen. Wer bereits an dieser einfachen Aufgabe scheitern sollte, wird niemals den Enthusiasmus aufbringen, um auch nur das Anfangspotential dieses Systems auszuschöpfen. Wahre Geheimnisse schützen sich selbst, das gilt auch hier.

Anstelle von Photos haben wir Walewskis Zeichnungen aus dem Originalmanuskript verwendet, die wir um einige zusätzliche Abbildungen ergänzt haben. Auf diese Weise können die Illustrationen für

---

[15] z. B.: am *Materialforschungsinstitut der Ukraine*, von Prof. Dulnev am „*Institut für Angewandte Mechanik und Optik*“, von Prof. A. Zimin von der „*International Shaping Federation*“, St. Petersburg, von Dr. M. A. Blank am *Onkologiezentrum* in Pesochny, von Dr. M. A. Nikulin am „*Dzanelidze Forschungszentrum für Notfallmedizin*“, St. Petersburg, von Dr. Vladimir Derevianko an der *Akademie für Medizinische und Technische Wissenschaften der Russischen Föderation* in Samara usw.

den Leser als direktes Bindeglied zu jener mündlichen Tradition dienen, die Walewski einst erlernte. Sie ist eine der vermutlich ältesten, auf jeden Fall aber eine der effizientesten spirituellen Überlieferungen der Menschheit. All ihre Techniken sind schnell umzusetzen und bringen schon binnen kürzester Zeit Resultate, für die man mit anderen Methoden oft viele Jahre oder sogar ein ganzes Leben benötigt. Die Wege der Alten kennen nämlich keine Verschnörkelungen. In Walewskis Buch wird dieses System daher auch als „der kurze Weg" bezeichnet, in Anlehnung an die Kunst der Alchemie, in der ebenfalls zwei grundsätzliche Pfade existieren, der „lange" und der „kurze". Beide führen zum Ziel. Das gilt sowohl für die äußere Alchemie im Labor als auch für die innere, die den Körper und das Bewusstsein transformiert. Ein Schlüssel dazu ist dieses Buch.

Seminarinformationen
über das Russisch-Ägyptische Yoga (RÄY)
erhalten Sie über den Verlag.

Über den Verlag können Sie ebenfalls die
originalen Ägyptischen Energie-Stäbe erwerben:

Edition Aesculap im Verlag F. D. Schulten
Karnacksweg 38
D- 58636 Iserlohn
schulten-verlag@gmx.de

www.russisch-aegyptisches-yoga.com

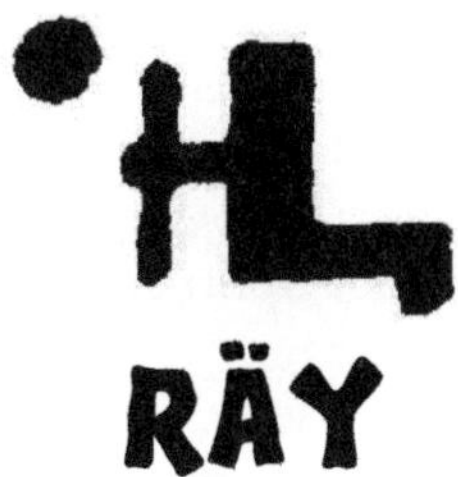

Bereits lieferbar:

Michael Blumert & Dr. Jialiu Liu

Jiaogulan

Chinas „Pflanze der Unsterblichkeit"

„Wie Ginseng. – Nur viel, viel besser!"

In abgelegenen Regionen Chinas gibt es Gegenden, in denen die Bewohner außergewöhnlich alt werden. Dabei erfreuen sie sich stets bester Gesundheit. Krebs, Herz-Kreislaufprobleme und viele andere Krankheiten sind kaum bekannt. Man führt diesen Effekt darauf zurück, daß die Einheimischen täglich eine bestimmte dunkelgrüne Wildpflanze zu sich nehmen. Ihr Name lautet *Jiaogulan.*

Zahlreiche wissenschaftliche Forschungen bestätigen: Dieses unscheinbare Kraut besitzt außerordentliche vorbeugende, verjüngende und heilende Eigenschaften. Jiaogulan ist unter anderem besonders reich an Saponinen. Diese Substanzen sind auch die Hauptwirkstoffe des Ginsengs. Während im Ginseng jedoch lediglich 28 verschiedene Saponine nachgewiesen sind, verfügt Jiaogulan über die beeindruckende Menge von 82 dieser wertvollen Inhaltsstoffe! – Einige davon sind sogar völlig identisch mit denen des Ginsengs!

Dieses Buch beschreibt die Geschichte und Anwendung dieser kostbaren Pflanze. Besonderer Wert wird auf die ausführliche Darstellung wissenschaftlicher Studien gelegt. Sie beweisen nämlich eindeutig: Jiaogulan heilt zahlreiche Krankheiten und stärkt das Immunsystem. Er ist zugleich ein wunderbares Anti-Aging-Mittel. Er verlangsamt den Alterungsprozeß und hält den Körper gesund und fit bis ins hohe Alter. Darüber hinaus steigert Jiaogulan die physische Leistungsfähigkeit. Deswegen wird er bereits von vielen Sportlern verwendet, die ihre Fitness damit deutlich verbessern!

In einem speziellen Kapitel zeigt Heilpraktiker Weicker, wie man Jiaogulan mit Ling Zhi kombinieren und täglich einnehmen kann. So verstärken beide Pflanzen ihre Wirkung sogar gegenseitig!

ISBN: 978-3-932961-33-5.

Ca. 136 Seiten, Paperback mit Abbildungen.